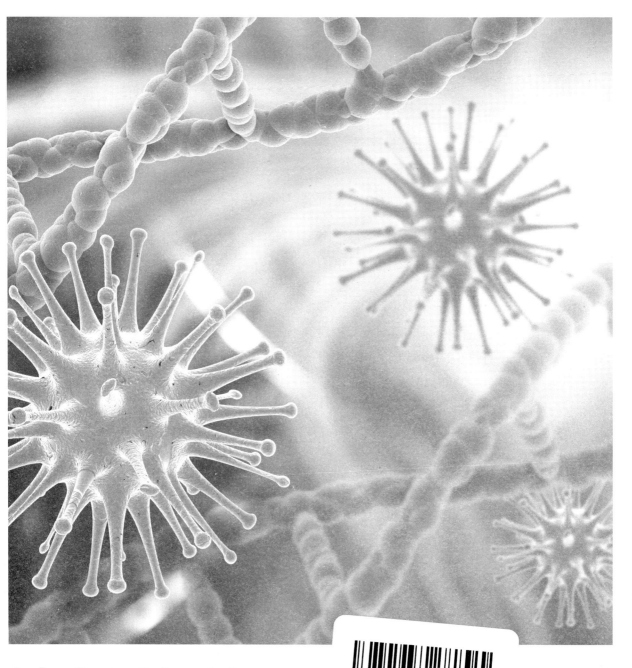

神经外科
与临床诊断

SHENJINGWAIKE YU LINCHUANGZHENDUAN

杨冬旭　陈会召　王晓宁 主编

江西科学技术出版社

江西·南昌

图书在版编目（CIP）数据

神经外科与临床诊断/杨冬旭，陈会召，王晓宁主编. - 南昌：江西科学技术出版社，2019.3（2023.7重印）

ISBN 978-7-5390-6725-4

Ⅰ.①神… Ⅱ.①杨… ②陈… ③王… Ⅲ.①神经外科学 - 诊断 Ⅳ.①R651.04

中国版本图书馆CIP数据核字（2019）第024317号

国际互联网（Internet）地址：

http://www.jxkjcbs.com

选题序号：ZK2018485

图书代码：B19007-102

神经外科与临床诊断	杨冬旭　　陈会召　　王晓宁　　主编

出版发行	江西科学技术出版社
社址	南昌市蓼洲街2号附1号
	邮编：330009　电话：（0791）86623491　86639342（传真）
印刷	永清县晔盛亚胶印有限公司
经销	各地新华书店
开本	787 mm×1092 mm　1/16
字数	170千字
印张	10.25
版次	2019年3月第1版　2023年7月第2次印刷
书号	ISBN 978-7-5390-6725-4
定价	50.00元

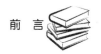

前　言

　　本书比较全面、系统地介绍了当今神经外科领域中有关颅脑、脊柱脊髓、交感神经和周围神经系统各种疾患的诊断与治疗技术。全书共分 6 章，内容翔实。对颅脑外伤、颅内各部位肿瘤、动脉瘤等诊断与治疗，均作了详尽的介绍。

　　希望能够有助于临床医护人员的工作效率和质量。

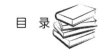

目 录

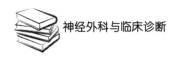

第一章　绪论

神经外科(Neurosurgery)是外科学中的一个分支,是在外科学以手术为主要治疗手段的基础上,应用独特的神经外科学研究方法,研究人体神经系统,如脑、脊髓和周围神经系统,以及与之相关的附属机构,如颅骨、头皮、脑血管脑膜等结构的损伤、炎症、肿瘤、畸形和某些遗传代谢障碍或功能紊乱疾病,如:癫痫、帕金森病、神经痛等疾病的病因及发病机制,并探索新的诊断、治疗、预防技术的一门高、精、尖学科。

神经外科是主治由于外伤导致的脑部、脊髓等神经系统的疾病,例如车祸致脑部外伤,或脑部有肿瘤压迫需手术治疗等。

小儿神经外科是主治脑半球肿瘤、髓母细胞瘤、室管膜瘤、三脑室肿瘤、松果体肿瘤、颅咽管瘤、颅底肿瘤,以及髓内肿瘤、各种椎管内和脊柱肿瘤;包括先天性脑积水、脊髓和脊膜膨出、脊柱栓系综合征、小脑扁桃体下疝畸形、颅缝早闭、各种先天性颅颌面畸形。神经外科常见耗材:纯钛颅骨锁、纯钛颅骨修补材料、修补钉、医用胶、止血纱布、医用透明质酸钠、骨蜡、开路钻钻头、硅胶引流管、脑室分流管、腹腔分流管。

第一节　神经科学历史

清神经科学的发展脉络(thread)具有十分重要的意义,因为这门学科涉及神智的物质基础——脑,而脑是一个高度复杂性的系统。人类对神智与脑关系的认识历程充满曲折,对脑的研究更是在艰难摸索当中前进的。先辈的突破性工作以及其他学科的相关进展对神经科学的创立与发展起到了至关重要的作用。立足于这个基础,神经科学又将神智与脑关系的探索进一步引向深入。

一、脑认识的蒙昧时期

在古代,对脑的功能主要是以想象为主的直觉、粗线条和推测性的认识。

在埃及的卢克索,曾发现公元前17—前30世纪的象形文字文件,考古界称之为

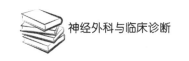

史密斯外科纸草书,其中首次出现了"脑"字。大约公元前 5 世纪,地中海科斯岛上托名希波克拉底(Hippocrates)的一群医生认为脑是神智的载体,在希波克拉底著作中有如下一段话。

人们应当认识到:我们的愉悦、欢乐、笑声和诙谐都来自脑,而且仅仅来自脑;还有我们的忧愁、痛苦及爱恋和哭泣。特别是,我们用脑来思考、观看和倾听,用脑来辨别美与丑、善与恶、欢乐与不快。

正是脑,它使我们变得疯疯癫癫、语无伦次,使得我们惶恐失措和担惊受怕。脑使我们失眠,发生不合时宜的错误,无端地焦虑、神志恍惚,使我们行动诡谲。当脑处于病态并且变得特别热、潮湿或干燥时,或者它遭遇不相适应的非自然影响时,许多病痛便发生了,它们都来自于脑。发疯是因为脑变潮湿。当脑变得异常潮湿时,它不得不移动一下,它一移动,听和视都不安稳了,所以我们有的时候会听到或看到什么东西,而另一些时候却听到或看到另一些东西,我们的舌头就讲出了听到和看到的。当脑平静时,人又可正常地思维了。

从这个意义上我认为,脑在人体内具有最大的力量。

与希波克拉底相反,亚里士多德(Aristotle,公元前 384—前 322)认为神智在心。稍晚的加伦(Galen,公元 129—199)支持神智在脑的看法,他对动物脑的解剖作了准确而详细的描述。他看到了胼胝体。其证明喉返神经管理发音的实验为他赢得了首创实验研究的美誉。

对神智的认识牵涉到脑的基本活动如何进行。在古代埃及、希腊和罗马,神智活动被认为是类似于"空气"样东西的活动,比如灵魂(soul)、元气(pneuma)、精灵(spirit)、微小颗粒之类。这些较为抽象笼统的看法一直要等到 18 世纪末才开始得到更新。

二、文艺复兴与脑科学的启蒙

欧洲文艺复兴横扫了中世纪的迷信,也推动了对脑认识的革新。培根(F. Bacon,1561—1626)把逻辑思维引进到科学观察之中。在文艺复兴思潮当中涌现的 4 位学者——达·芬奇(L. da Vinci, 1452—1519)、维萨里(A. Vesalius, 1514—1564)、威利斯(T. Willis, 1621—1675)和笛卡尔(R. Descartes, 1596—1650),堪称"文艺复兴时期的神经科学四杰"。

达·芬奇是杰出的艺术家,在人体解剖学上亦有所建树。以往的解剖学家做解剖只是为了验证前人和书本。关于脑室,早期达·芬奇画了前中后 3 个脑室,这是照顾中世纪对脑室的看法,然而晚期达·芬奇的脑室图就有了 4 个脑室,包括侧脑室。他还为此做了牛脑室的灌注蜡模。他的贡献在于实际进行了脑的解剖,一切从实际出发。

维萨里是一个亲自做脑解剖的学者,他基本上完成了今天神经解剖学教科书上关于脑的描述。但是也有不足之处,例如他关于交感神经和副交感神经起源的解剖是错误的,可能由于当时获得尸体标本受到限制。他的名著是《人体构造》(1543)。

威利斯也做脑解剖,他的名著《大脑解剖》(1664)插图与当代神经解剖学书上的解剖结构图已基本相同,该书广泛讨论了脑的生理、解剖、化学和临床神经学。威利斯还以发现脑基底部的血管环而著名。

笛卡尔是一位重要的哲学家和数学家。他的神经解剖做得不怎么好,例如他看重松果体,但他画的松果体在脑内的位置不正确。他的重要贡献在于,他认为脑也只是一个器官而已,与其他器官并无两样,脑的活动可比拟为机械的动作而加以描述和探究,因此开创了脑功能的分析与实验研究,于后世影响深远。

经过文艺复兴的催化,对神经和脑的解剖蓬勃展开,有关脑的科学认识也随之兴起。

三、神经科学主要理论基础的发端

今天的神经科学有几个主要的理论基础,包括动物电的发现、神经元学说、神经系统整合作用理论、脑功能定位观点,还有细胞生物学和分子生物学基础。其中前 4 项是 20 世纪 50 年代至 60 年代以前的积累,细胞生物学和分子生物学基础是在更近年代发展起来的。

1. 伽伐尼关于动物电的发现

即使到文艺复兴时期,人们对脑如何活动还未了解清楚。文艺复兴后,物理学特别是静电学发展了,开始具备了电测量条件。在此背景下,18 世纪末的意大利人伽伐尼(L. Galvani)发现蛙腿可因神经接受电刺激而收缩,神经肌肉活动时有电产生。动物电现象的发现迅速扫除了古代把神智活动看成是灵魂、元气、精灵或微小颗粒等活动的旧观念,而以动物电活动的新观念取代之。人们从此认识到,神经活动(包括脑活动)的实质是独特的生物电活动,即神经传导。

2. 拉蒙 – 卡哈尔的神经元学说

17 世纪中叶已经有了显微镜,以后逐步改进,脑的解剖开始向神经组织学深入,神经细胞和神经纤维的构造也渐渐明了。1839 年施莱登(M. Schleiden)和施万(T.

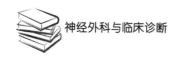

Schwann)提出细胞理论,1858 年菲尔绍(R. Virchow)建立细胞病理学。但是,围绕着脑和神经的活动是否以神经细胞的活动为基础,发生了激烈的争论。在 19—20 世纪之交,有相当多的神经组织学家包括意大利人高尔基(C. Golgi)认为,多个神经细胞的分支是互相连续的,它们形成网络,细胞理论并不适用于神经细胞。这就是"神经网络"学说。也有相当多的神经组织学家包括西班牙人拉蒙－卡哈尔认为,细胞理论同样适用于神经细胞,这就是"神经元"学说。到 1930 年左右,神经元学说被广泛接受。

3. 谢灵顿的突触概念和神经系统整合作用理论

知道了动物电现象,关于中枢传导功能的观念就容易被人们接受了。不过中枢传导功能与神经干的传导功能是有区别的,神经干可以双向传导,中枢却不行。谢灵顿(C. S. Sherrington)于 1897 年大胆提出,脊髓内的感觉神经传入与运动神经元之间存在着"突触(synapse)",它起活门的作用,仅允许兴奋按一个方向传播。在 20 世纪 50 年代开始把电子显微镜应用于神经解剖研究的时候,这一点终于得到了实验证实。中枢神经系统(脑和脊髓)活动的特点是,在接受了诸多传入之后,要把它们整合起来,成为一个有意义的输出。这就是中枢整合作用,抑制在此起关键作用。谢灵顿于1932 年接受诺贝尔奖时的演讲题目便是《抑制作为一个协调因子》。

神经元学说、神经系统整合作用理论和突触概念,奠定了现代神经科学的主要基础。基于突触假设,神经活动实际上应包括神经的传导和突触的传递这样两个不同的过程。人们对脑功能的理解因而推进到了机制性的层次。

4. 脑功能定位观点

奥地利医生加尔(F. J. Gall)最早认为大脑各区具有功能上的特异性。他提出,人的各项神智功能由大脑不同的区司理,脑区的发育则反映在颅骨的隆起上。颅骨隆起与神智功能的关系未获实证上的支持,但是对人类大脑不同区之不同功能的鉴定,则由以后的临床脑科学家、神经生理学家等,根据临床病理、动物实验、清醒人体脑电刺激等研究,持续地向前推进。

关于细胞生物学和分子生物学基础,笔者将在介绍现代神经科学时予以阐述。

四、神经科学各来源学科的发展

在神经科学成为一门新的、单独的学科之前,它的各来源学科早已蓬勃发展。下面介绍几个主要学科的贡献。

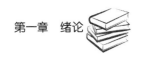

1. 神经解剖学

神经解剖学始创于 19 世纪中叶,其中最重要的是脑的大体解剖及显微结构的研究。此外,它也为神经病理研究提供了基础。在方法学上,它的主要贡献有脑组织的固定与染色、神经递质染色的组织化学方法、特异抗原染色的免疫组织化学方法、原位杂交方法、正向与逆向的束路追踪、放射自显影方法等。大体解剖与显微解剖的研究弄清了局部脑的细胞和纤维构筑、脑的分区和定位、不同脑部位之间的连接关系,等等。

2. 神经生理学及神经电生理学

神经生理学的研究以神经解剖学为基础。它的方法是通过刺激脑及手术切除脑,实验性地分析研究整体的脑功能,电刺激成为研究神经和脑功能之重要手段。最初使用感应圈生电和电容器放电的刺激;随着电子技术的发展,电子刺激器被广泛使用。手术切除动物脑的某一部分,观察动物行为及功能的变化,这是生理学实验的另一种方法。精细巧妙的外科手术加上完美的消毒技术,使慢性动物实验成为可能。从 20 世纪 50 年代开始,神经电生理学占据了神经科学的主要阵地。

3. 神经药理学

药物治疗神经疾病有着悠久的历史,20 世纪 50 年代利血平和氯丙嗪精神药理作用的发现是神经药理学发展的重要里程碑。神经科学的许多研究正是通过神经药理学途径取得突破,从而确定了脑的功能定位、脑内各种神经传导通路,以及脑活动的兴奋和抑制作用。此外,电生理学发展配合神经药理学的方法解决了神经传导及传递等诸多的机制问题。例如,先是出现了神经传导的离子学说,以后又推进到钠离子学说,这些进步成为后来搞清楚离子通道三维结构的最重要基础。

4. 神经病理学与临床神经科学

18 世纪的法国医生沙尔科(J. - M. Charcot)开创了神经病理检查结合临床的基本研究思路。这种研究是早期对许多重要脑功能的认识来源,布洛卡区的发现是其中著名的例子之一。20 世纪以来药物治疗与基础研究相结合的最有代表性的范例是用乙酰胆碱治疗重症肌无力和用多巴胺制剂治疗帕金森病。

五、现代神经科学

20 世纪 50 年代至 60 年代,科学界希望运用多学科综合方法攻关脑的问题。在此氛围下发生了一系列事件,标志着现代神经科学这门独立学科诞生。多学科研究脑与神智的问题是现代神经科学的一个基本特征,细胞生物学和分子生物学是其重要的

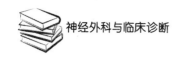

理论基础,实验胚胎学和实验心理学也与之交融。总体上,现代神经科学包括 3 个主要分支,即细胞和分子神经科学、认知神经科学以及发育神经科学。

1.细胞和分子神经科学

细胞生物学和分子生物学成为现代神经科学的基础,有其深刻的原因。就细胞生物学而言,既然神经元也是一个细胞,那么它应该具有一般细胞所具有的功能。基于这种认识,有关神经元的细胞生理生化活动研究得以蓬勃发展。分子生物学中心法则的确立促进了生物化学与分子生物学向神经科学的深度渗入。同时,各种细胞生物学和分子生物学技术被应用于神经科学研究。近半个世纪以来,许多重大理论问题通过细胞和分子神经科学研究而得到阐明,如离子通道一级结构与亚单位的鉴定、细菌离子通道三维结构的解析、神经递质传递的突触前与突触后分子机制等。

2.认知神经科学

20 世纪 70 年代至 80 年代,现代神经科学融汇了认知心理学思想而形成认知神经科学这个分支,该学科的兴起和发展还得力于脑功能成像技术的发明与应用。时至今日,对学习、记忆、知觉、情绪等问题都取得了较以前深入的认识。实验心理学以及细胞和分子生物学的理论与技术在认知神经科学研究中被广泛应用。比如揣度别人可能在想些什么,这可用脑功能成像技术作研究。

3.发育神经科学

发育神经科学来源于神经胚胎学,特别是实验神经胚胎学,而对脑发育的分析离不开神经解剖学。现代发育神经科学的特征是,在分析脑发育问题时十分广泛地应用了分子生物学和细胞生物学的理论与技术。近二三十年来发育神经科学在神经组织的分化、神经突起的生长、神经元的凋亡,还有神经化学因子的作用等方面有新进展。近年还发现有神经干细胞存在,为寻找治疗神经疾病的新方法带来一线曙光。

对脑认识的不断追求:从文艺复兴到现在,人类对神智与脑关系的认识虽已取得多方面的重大进展,然而困惑依旧存在,主要集中于两点,一是整体论如何与还原论相整合,二是主观的神智现象如何用客观方法来研究。

整体论与还原论的整合:怎样在研究中使整体论与还原论平衡并相互补充,还远未得到解决。似乎迄今为止仍是还原论思想过多地占了上风,在一系列问题上突出地显露出当前神经科学的局限性。例如,存在复杂树突的整合功能问题。迄今对中枢突触的研究还局限于中枢模式兴奋性突触,而对于树突树的研究,特别是关于树突棘如何激活、如何汇聚信号并整合成为神经元胞体的兴奋,探讨的路途尚很遥远。又有神经元的弥散性激活问题。多数神经元的质膜表面属于非突触区,可被激素及其他神经活性物质所激活,可被漏出到突触外区域的神经递质所激活。这些弥散性激活有可能影响神经元的兴奋状态,再影响电活动编码及传送信息。弥散性激活已引起了一部分神经科学家的注意,但还未看到对这一问题有分量的分析。另外又有神经回路与脑功能的问题。神经传导和突触传递要能够上升为脑区的活动,需有特定神经回路的活动,这方面的工作亟待加强。近来,光遗传学技术被引入到这个领域,看来是一个有希望的方向。

以客观方法对主观现象的探究:例如就知觉而论,会有"茉莉花香"的问题出现,就是说,"某甲所闻到的茉莉花香与某乙所闻到的茉莉花香"是否相同?对于意识现象,人们还只能小心翼翼地说,我们在研究意识的神经相关物,还不敢谈意识的本质是什么。诸如此类的问题不胜枚举。

第二节　神经外科的发展

国际神经外科从初创至今,历经 100 多年沧桑岁月,从手术操作发展历程,大致可分成下面几个时期:即大体神经外科时期、显微神经外科时期和迈向微侵袭(微创)神经外科时期,是国际神经外科承前启后,紧密联系,逐步深化和提高的三个发展时期。

一、大体神经外科时期

神经外科是以手术为主要手段,医治中枢神经系统(脑、脊髓)、周围神经系统和自主神经系统疾病的一门临床外科专科。采用外科学方法研究神经系统疾病外科治疗的概念,得益于早期人体解剖学、生理学、病理解剖学、病理生理学和实验外科学等基础医学的成就,特别是脑功能定位学说、临床神经系统检查、无菌术和麻醉术的创立,对神经系统疾病的外科治疗有了希望和科学依据。在 19 世纪后期,许多国家的普外科医生,如英国的 MacEwen W(1848—1936)和 Horsley V(1857—1916),美国的 Weir RF(1838—1927)和 Frazier Ch H(1870—1930),以及德国的 Krause F(1856—1937)等,先后做过颅内肿瘤、脑脓肿、癫痫、脊髓压迫症和疼痛手术。当时并没有真正独立的神经外科,病例不多,且因手术器械原始,手术技术尚不成熟,麻醉安全度差,又缺乏有效抗感染、抗脑水肿和颅内高压的措施,当时手术死亡率很高,如 1888 年 Starr A 报道 84 例脑瘤手术,大脑半球脑瘤和小脑半球脑瘤的死亡率分别为 50% 和 80% ,但这些早期工作却为神经外科的初创奠定了基石。

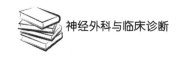

神经外科虽起源于英国,但成为一门独立的学科展现给世人,却发生在19世纪初期的美国。当时美国有一批杰出的外科医生致力于中枢神经系统疾病的外科治疗,如Frazier、CushingH(1869—1939)、DandyW(1886—1945)、BaileyP(1892—1973)、AdsonW(1867—1951)和PeetMM(1885—1949)等。在当时手术器材落后,手术经验不足,缺乏良好麻醉和有效控制脑水肿和颅内感染措施等条件下,都从不同方面做出过卓越贡献。

在神经外科初创时代,神经系统疾病的诊断,主要利用脑功能定位学说结合神经系统检查做出定位诊断。Schuller A(奥地利)于1895年首先用颅骨X线的改变来描述颅骨Schuller氏病变,此后其他学者相继从颅骨平片的蝶鞍形态改变、骨质破坏和增生、钙化、内听道扩大等,提供辅助诊断依据。Dandy于1917—1919年先后发明的脑室与气脑造影,是对神经外科诊断技术的巨大贡献。根据脑室形状、位置、大小,和蛛网膜下腔形态的变化,使颅内病变的定位有了影像学依据。

19世纪40年代前后,国外神经外科进入成熟和快速发展时期,两次世界大战中的战伤救治,加速了这一时期的发展。在苏联、欧洲、北美、日本和拉美,许多国家相继成立了神经外科,不少国家还成立了神经外科学会或神经外科医师协会,创立专门的神经外科研究机构。

1947年Spiegel和Wycis设计制造立体定向仪并成功应用于临床,为帕金森氏病等锥体外系疾病的治疗带来新的希望。后来Leksell(1949)又改良为立方体支架,直角坐标,导向器呈半弧形,取球面坐标,成为广泛应用的立体定向仪之一。抗生素和肾上腺皮质激素的应用,麻醉技术的进展,气管内插管麻醉的应用和麻醉新药不断出现等,大大增加了手术的安全性,减少了术后并发症。同时,放射性同位素示踪脑扫描、经颅A型超声、经肱动脉和经股动脉插管颅内血管造影等相继用于颅脑疾患的诊断,对提高神经系统疾病的诊断率,亦发挥了重要作用。

二、显微神经外科时期

20世纪60年代初手术显微镜引入神经外科,因显微镜有良好的照明,清晰度高,术野内病变组织和邻近结构放大,加上配合使用双极电凝器、显微手术器械、激光刀、超声吸引等,使手术精确度和准确性更好,损伤邻近重要结构的机会减少,手术治疗效果显著提高,手术并发症和手术死、残率明显降低。由于显微神经外科手术具有上述优越性,很快受到神经外科医生重视,神经外科手术由肉眼下、眼镜式放大镜下手术,进入显微神经外科时代。并在西方发达国家被普遍接受,应用逐步扩大到几乎所有神经外科手术,如颅内动脉瘤、动静脉畸形、血管重建手术、脑室内肿瘤、鞍区肿瘤、颅底肿瘤以及过去认为属于手术禁区的脑干肿瘤和脊髓内肿瘤等。20 世纪 60 年代以后,许多神经外科医生致力于显微神经外科技术、显微器械和颅内显微解剖的研究,并发表了有关显微神经外科的专著。

随着科学技术的迅速发展,新技术、新材料不断涌现,尤其是进入信息时代以来,由计算机辅助的先进仪器日新月异。1970 年 Hounsfield 发明电子计算机辅助 X 线体层扫描(CT),1972 年临床应用成功,1973 年英国放射学杂志即正式报道,认为 CT 是自伦琴发现 X 射线以来放射诊断学上的一次划时代飞跃。

三、微侵袭(微创)神经外科

20 世纪 70 年代以来,随着科学技术飞速发展,高、精、新医疗仪器日新月异,大大促进了神经外科技术的发展和观念的更新。自第一代头颅 CT 问世和 1974 年全身 CT 设计成功,到 20 世纪 90 年代短短 20 年,即先后设计出正电子发射断层扫描(PET)、单光子断层扫描(SPECT)、数字减影血管造影(DSA)、第三代 CT 和螺旋 CT,近年高磁场 MR(1.5～2.0T)相继出现,使影像质量大大提高,CT 血管造影(CTA)、磁共振血管造影(MRA),几乎可与 DSA 相媲美;立体定向仪和内窥镜的改良和完善,与其配套的手术器械的研制和使用;在 Seldinger 股动脉插管造影基础上,1975 年 Djindjin 发展为超选血管造影术,微导管的改进,各种栓塞材料如生物凝胶、机械可脱微弹簧圈(MDC)、电解可脱式铂金微弹簧圈(GDC)的问世,大大推进了介入血管造影和血管内治疗技术;γ-刀和 X-刀的出现和应用等等。

神经系统疾病的诊治方法有了更大发展和提高,除显微神经外科手术外,神经外科的治疗手段有了更多选择。如脑动静脉畸形和动脉瘤可采用血管内栓塞达到治愈,MDC 和 GDC 适用于动脉瘤破裂急性期治疗,颈内动脉狭窄可以用血管内支架达到治愈;脑室内病变、某些脑深部肿瘤和脊髓疾病、脑内血肿或脓肿等,可在硬质镜或纤维内窥镜下,通过特殊器械或激光治疗;脑深部核团损毁时,在立体定向仪和微电极引导下,靶点损毁更加精确;采用 γ-刀和 X-刀可在无痛、无血、无创下治疗某些小型颅内肿瘤、血管畸形和功能性疾病等。随着新仪器和新技术的应用,血管内神经外科、内窥镜神经外科、立体定向神经外科、立体定向放射神经外科等亦应运而生。近年影像引导手术导航系统和手术机器人的应用,使神经外科手术日益精细和微创。

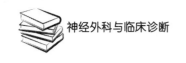

第三节　神经外科的护理

1. 加强心理护理

消除心理应激原向患者介绍心理因素对疾病的影响,消除其忧郁心情;介绍神经外科新进展,让患者寄有希望;术前请手术医师讲解手术过程的可靠性、安全性;术后或监护室时,介绍有关医疗仪器及环境设施的作用,帮助患者消除恐惧、焦虑情绪。

2. 密切观察生命体征

重型颅脑损伤患者的意识和生命体征的观察至关重要。如出现意识障碍加深,瞳孔大小不等,提示发生脑疝的可能等。

3. 做好呼吸道护理

保持呼吸道通畅,预防误吸,医学教育网搜集整理定时翻身叩背;加强气道湿化;对于持续昏迷 24h 以上或有明显呼吸障碍者行气管切开术。

4. 加强饮食护理及营养支持

鼓励清醒患者早期进食,一般术后第 2 天即可进食流食;昏迷患者 5d 内以全静脉营养为主,之后以插管鼻饲营养为主;根据自身情况调整饮食结构。

5. 力争早期发现消化道出血先兆

加强生命体征监测,如发现血压下降、脉搏增快等,要提前做好抢救准备;定期监测胃液 pH 值和潜血试验,应用抗酸剂,维持 pH 值在 3.5 以上;定期化验血常规,如有不明原因的红细胞、血红蛋白和细胞压积逐渐降低,应考虑上消化道出血的可能。

6. 对留置胃管的护理

昏迷患者应该早期留置胃管,对于防治患者上消化道出血有重要作用。

7. 对应激性溃疡发生的护理措施

维持有效的胃肠减压,行胃液监测,观察出血是否停止;胃内降温止血,用冰盐水反复洗胃;应用止酸止血药物;及时补充血容量。

8. 加强基础护理

平日每天护理口腔 2 次,如果出现呕血,要及时清理口腔,以防止陈旧性血液残留在口腔内引起细菌繁殖;生活不能自理的患者,每 2～4 小时翻身叩背 1 次;排柏油样便的患者,每次便后用温水洗净,保持臀部干燥。

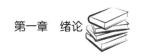

第四节 最新疗法

目前神经外科治疗疾病采用的最好的技术是机器人脑立体定向技术,立体定向手术是应用立体几何学坐标原理,建立脑坐标系和在颅骨上安装定向仪,建立坐标系,对脑部靶结构进行定位,将手术操作器(如微电极、活检针、毁损针等)导入靶点进行操作。其中立体定向又被细分为:"立体定向手术、立体定内放疗、立体定向光动力治疗"是国家863科研项目的转化成果,其中立体定向光动力综合治疗创始人秦怀海认为,与传统的开颅手术相比,立体定向光动力手术大大降低了患者的手术风险和痛苦,是一种微创手术;与有框架脑立体定向手术相比,具有定位准确、手术精度高等特点,患者可以在清醒状态下完成手术,术后3~5天即可出院,不留瘢痕。

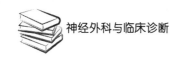
第二章 神经系统解剖生理

第一节 神经系统

神经系统(nervous system)是机体内对生理功能活动的调节起主导作用的系统,主要由神经组织组成,分为中枢神经系统和周围神经系统两大部分。中枢神经系统又包括脑和脊髓,周围神经系统包括脑神经和脊神经。

神经系统是由神经元和神经胶质细胞构成的复杂的机能系统,它是心理活动的物质基础。神经元是构成神经系统的基本机能单位。

一、基本含义

神经系统是人体内起主导作用的功能调节系统。人体的结构与功能均极为复杂,体内各器官、系统的功能和各种生理过程都不是各自孤立地进行,而是在神经系统的直接或间接调节控制下,互相联系、相互影响、密切配合,使人体成为一个完整统一的有机体,实现和维持正常的生命活动。同时,人体又是生活在经常变化的环境中,神经系统能感受到外部环境的变化,接受内外环境的变化信息,对体内各种功能不断进行迅速而完善的调整,使人体适应体内外环境的变化。可见,神经系统在人体生命活动中起着主导的调节作用。

人类的神经系统高度发展,特别是大脑皮层不仅进化成为调节控制的最高中枢,而且进化成为能进行思维活动的器官。因此,人类不但能适应环境,还能认识和改造世界。

神经系统由中枢部分及其外周部分所组成。中枢部分包括脑和脊髓,分别位于颅腔和椎管内,两者在结构和功能上紧密联系,组成中枢神经系统。外周部分包括 12 对脑神经和 31 对脊神经,它们组成外周神经系统。外周神经分布于全身,把脑和脊髓与全身其他器官联系起来,使中枢神经系统既能感受内外环境的变化(通过传入神经传输感觉信息),又能调节体内各种功能(通过传出神经传达调节指令),以保证人体的完整统一及其对环境的适应。

神经系统的基本结构和功能单位是神经元(神经细胞),而神经元的活动和信息在神经系统中的传输则表现为一定的生物电变化及其传播。例如,外周神经中的传入神经纤维把感觉信息传入中枢,传出神经纤维把中枢发出的指令信息传给效应器,都是以神经冲动的形式传送的,而神经冲动就是一种称为动作电位的生物电变化,是神经兴奋的标志。

中枢神经通过周围神经与人体其他各个器官、系统发生极其广泛复杂的联系。神经系统在维持机体内环境稳定,保持机体完整统一性及其与外环境的协调平衡中起着主导作用。在社会劳动中,人类的大脑皮层得到了高速发展和不断完善,产生了语言、思维、学习、记忆等高级功能活动,使人不仅能适应环境的变化,而且能认识和主动改造环境。

内、外环境的各种信息,由感受器接受后,通过周围神经传递到脑和脊髓的各级中枢进行整合,再经周围神经控制和调节机体各系统器官的活动,以维持机体与内、外界环境的相对平衡。神经系统是由神经细胞(神经元)和神经胶质所组成。

人体各器官、系统的功能都是直接或间接处于神经系统的调节控制之下,神经系统是整体内起主导作用的调节系统。人体是一个复杂的机体,各器官、系统的功能不是孤立的,它们之间互相联系、互相制约;同时,人体生活在经常变化的环境中,环境的变化随时影响着体内的各种功能。这就需要对体内各种功能不断做出迅速而完善的调节,使机体适应内外环境的变化。实现这一调节功能的系统主要就是神经系统。

二、基本结构

神经系统是由脑、脊髓、脑神经、脊神经和植物性神经,以及各种神经节组成。能协调体内各器官、各系统的活动,使之成为完整的一体,并与外界环境发生相互作用。

神经元是一种高度特化的细胞,是神经系统的基本结构和功能单位,它具有感受刺激和传导兴奋的功能。神经元由细胞体和突起两部分构成。胞体的中央有细胞核,核的周围为细胞质,胞质内除有一般细胞所具有的细胞器如线粒体、内质网等外,还含有特有的神经元纤维及尼氏体。神经元的突起根据形状和机能又分为树突 dendrite 和轴突 axon。树突较短但分支较多,它接受冲动,并将冲动传至细胞体,各类神经元树突的数目多少不等,形态各异。每个神经元只发出一条轴突,长短不一,胞体发生出的冲动则沿轴突传出。

根据突起的数目,可将神经元从形态上分为假单极神经元、双极神经元和多极神

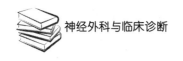

经元三大类。

（1）假单极神经元：胞体在脑神经节或脊神经节内。由胞体发出一个突起，不远处分两支，一支至皮肤、运动系统或内脏等处的感受器，称周围突；另一支进入脑或脊髓，称中枢突。

（2）双极神经元：由胞体的两端各发出一个突起，其中一个为树突，另一个为轴突。

（3）多极神经元：有多个树突和一个轴突，胞体主要存在于脑和脊髓内，部分存在于内脏神经节。

根据神经元的功能，可分为感觉神经元、运动神经元和联络神经元。感觉神经元又称传入神经元，一般位于外周的感觉神经节内，为假单极或双极神经元，感觉神经元的周围突接受内外界环境的各种刺激，经胞体和中枢突将冲动传至中枢；运动神经元又名传出神经元，一般位于脑、脊髓的运动核内或周围的自主神经节内，为多极神经元，它将冲动从中枢传至肌肉或腺体等效应器；联络神经元又称中间神经元，是位于感觉和运动神经元之间的神经元，起联络、整合等作用，为多极神经元。

（一）神经纤维

神经元较长的突起（主要由轴突）及套在外面的鞘状结构，称神经纤维 nerve - fibers。在中枢神经系统内的鞘状结构由少突胶质细胞构成，在周围神经系统的鞘状结构则是由神经膜细胞（也称施万细胞）构成。神经纤维末端的细小分支叫神经末梢。

（二）突起

神经元间联系方式是互相接触，而不是细胞质的互相沟通。该接触部位的结构特化称为突触 synapse，通常是一个神经元的轴突与另一个神经元的树突或胞体借突触发生机能上的联系，神经冲动由一个神经元通过突触传递到另一个神经元。长而分支少的是轴突，短而呈树枝状分支的是树突。

（三）神经胶质

神经胶质 neuroglia 数目是神经元 10~50 倍，突起无树突、轴突之分，胞体较小，胞质中无神经元纤维和尼氏体，不具有传导冲动的功能。神经胶质对神经元起着支持、绝缘、营养和保护等作用，并参与构成血脑屏障。

（四）神经冲动

神经冲动就是动作电位，在静息状态下三百神经纤维膜内的电位低于膜外的电位，即静息电膜位是膜外为正电位，膜内为负电位。也就是说，膜属于极化状态（有极性的状态)。在膜上某处给予刺激后,该处极化状态被破坏,叫作去极化。在极短时间内,膜内电位会高于膜外电位,即膜内为正电位,膜外为负电位,形成反极化状态。接着,在短时间内,神经纤维膜又恢复到原来的外正内负状态——极化状态。去极化、反极化和复极化的过程,也就是动作电位——负电位的形成和恢复的过程,全部过程只需数毫秒的时间。

神经细胞膜上出现极化状态:由于神经细胞膜内外各种电解质离子浓度不同,膜外钠离子浓度高,膜内钾离子浓度高,而神经细胞膜对不同粒子的通透性各不相同。神经细胞膜在静息时对钾离子的通透性大,对钠离子的通透性小,膜内的钾离子扩散到膜外,而膜内的负离子却不能扩散出去,膜外的钠离子也不能扩散进来,因而出现极化状态。

动作电位的产生:在神经纤维膜上有两种离子通道,一种是钠离子通道,另一种是钾离子通道。当神经某处收到刺激时会使钠通道开放,于是膜外的钠离子在短期内大量涌入膜内,造成了内正外负的反极化现象。但在很短的时期内钠通道又重新关闭,钾通道随机开放,钾离子又很快涌出膜外,使得膜电位又恢复到原来外正内负的状态。

三、主要功能

神经系统调节和控制其他各系统的共功能活动,使机体成为一个完整的统一体。

神经系统通过调整机体功能活动,使机体适应不断变化的外界环境,维持机体与外界环境的平衡。

人类在长期的进化发展过程中,神经系统特别是大脑皮质得到了高度的发展,产生了语言和思维,人类不仅能被动地适应外界环境的变化,而且能主动地认识客观世界,改造客观世界,使自然界为人类服务,这是人类神经系统最重要的特点。

四、系统区分

神经系统在形态上和机能上都是完整的不可分割的整体,为了学习方便,可从不同角度将其区分。

(一)位置功能区分

1. 中枢神经系统(central nervous system)

包括位于颅腔内的脑和位于椎管内的脊髓。

(1)脑 brain:是中枢神经系统的头端膨大部分,位于颅腔内。人脑可分为端脑、间脑、中脑、脑桥、小脑和延髓六个部分。通常把中脑、脑桥和延髓合称为脑干,延髓向下经枕骨大孔连接脊髓。脑的内腔称为腔室,内含脑脊髓液。端脑包括左、右大脑半球。

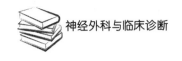

每个半球表层为灰质所覆叫大脑皮质。人类的大脑皮质在长期的进化过程中高度发展,它不仅是人类各种机能活动的高级中枢,也是人类思维和意识活动的物质基础。

同时,大脑皮层是神经系统的最高中枢,其不同部位具有不同功能:有管理躯体运动的区域,如中央前回的运动区、颞叶的听区、枕叶的视区等。大脑皮质通过两条下行路径管理躯体运动,即锥体系与锥体外系。前者发动运动,后者协调运动。此外,大脑皮质边缘叶为调节内脏活动的主要部位。在高等动物中,条件反射主要是大脑皮质的功能。

小脑与低位脑干有双向纤维联系,因此,小脑可以调节躯体运动,并与前庭核、红核等共同调节肌紧张,调节躯体反射活动。小脑与大脑皮质也有双向纤维联系,因而小脑对随意动作起着调节作用,使动作的力量、快慢与方向得到精准的控制。

脑干是脊髓与大脑间的上下通路。脑干中存在许多反射中枢。延髓内有调节呼吸、循环等活动的基本生命活动中枢,还有调节躯体运动反射的重要中枢。脑桥中存在角膜反射中枢。中脑上丘为视觉反射中枢,下丘为听觉反射中枢,红核是姿势反射的重要中枢。

(2)脊髓(spinal cord):呈前后扁的圆柱体,位于椎管内,上端在平齐枕骨大孔处与延髓相续,下端终于第1腰椎下缘水平。脊髓前、后面的两侧发出许多条细的神经纤维束,叫作根丝。一定范围的根丝向外方集中成束,形成脊神经的前根和后根。前、后根在椎间孔处合并形成脊神经。脊髓以每对脊神经根根丝的出入范围为准,划分为31个节段,即颈髓8节(C1-8),胸髓12节(T1-12),腰髓5节(L1-5),骶髓(S1-5),尾髓1节(Co1)。

2. 周围神经系统(peripheral nervous system)

联络于中枢神经和其他各系统器官之间,包括与脑相连的12对脑神经cranial nerves和与脊髓相连的31对脊神经spinal nerves。按其所支配的周围器官的性质可分为分布于体表和骨骼肌的躯体神经系和分布于内脏、心血管和腺体的内脏神经系。

周围神经的主要成分是神经纤维。从神经末梢向中枢传导冲动的神经称为传入神经纤维,由这类纤维所构成的神经叫传入神经或感觉神经sensory nerve;向周围的靶组织传递中枢冲动的神经纤维称为传出神经纤维,由这类神经纤维所构成的神经称为传出神经或运动神经motor nerve。分布于皮肤、骨骼肌、肌腱和关节等处,将这些部位所感受的外部或内部刺激传入中枢的纤维称为躯体感觉纤维;分布于内脏、心血管及腺体等处并将来自这些结构的感觉冲动传至中枢的纤维称为内脏感觉纤维。分布于骨骼肌并支配其运动的纤维叫躯体运动纤维;而支配平滑肌、心肌运动以及调控腺体分泌的神经纤维叫作内脏运动纤维,由它们所组成的神经叫植物性神经。

（二）分布对象区分

神经系统可分为躯体神经系统 somatic nervous system 和内脏神经系统 visceral nervous system（自主神经系统 autonomic nervous system）。它们的中枢部都在脑和脊髓,周围部分分别称躯体神经和内脏神经。

1. 躯体神经（somatic nerves）

主要分布于皮肤和运动系统（骨、骨联结和骨骼肌）,管理皮肤的感觉和运动器的感觉及运动。

2. 内脏神经（visceral nerves）

主要分布于内脏、心血管和腺体,管理它们的感觉和运动。

两种神经都含有感觉（传入）神经和运动（传出）神经,内脏运动神经又根据其功能分为交感神经和副交感神经。

（三）脊神经

脊神经共 31 对,计有颈神经 8 对,胸神经 12 对,腰神经 5 对,骶神经 5 对,尾神经 1 对。

组成及分支脊神经由与脊髓相连的前根 anterior root 和后根 posterior root 在椎间孔合并而成。前根属运动性,由位于脊髓灰质前角和侧角（侧角位一 C8—L3 节段）及骶髓副交感核（S2 - 4）的运动神经元轴突组成。后根属感觉性,由脊神经节内假单极神经元的中枢突组成。脊神经节是后根在椎间孔处的膨大部,为感觉性神经节,主要由假单极神经元胞体组成。

脊神经出椎间孔后立即分为前支和后支,此外,脊神经还分出一支很细小的脊膜返支,经椎间孔返入椎管,分布于脊髓膜。脊神经后支一般都较细小,按节段地分布于项、背、腰、骶部深层肌肉及皮肤。脊神经前支粗大,分布于躯干前外侧部和四肢的皮肤及肌肉。在人类除胸神经前支保持着明显的节段性外,其余脊神经的前支则交织成丛,然后再分支分布。脊神经前支形成的丛计有颈丛、臂丛、腰丛和骶丛。

（四）颈丛

颈丛 cervical plexus 由第 1～4 颈神经前支组成。它发出皮支和肌支。皮脂分布到颈前部皮肤;肌支分布于颈部部分肌肉（颈部深肌）、舌骨下肌群和肩胛提肌;其中最主要的是膈神经 phrenic nerve,为混合性神经,它由第 3～5 颈神经前支发出,下列穿经胸腔至膈肌,主要支配膈肌的运动以及心包、部分胸膜和腹膜的感觉。

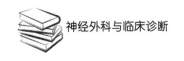

（五）臂丛

臂丛 brachial plexus 由第 5～8 颈神经前支和第 1 胸神经前支的大部分组成。先位于颈根部,后伴锁骨下动脉经斜角肌间隙和锁骨后方进入腋窝。其间几经相互编织,可分为根、干、股、束四段,并发出许多分支,在腋窝臂丛形成三个束,即外侧束、内侧束和后束,包绕腋动脉。

臂丛的分支很多,其主要分支如下:

1. 一肌皮神经

肌皮神经 musculocutaneous nerve 自外侧束发出,支配着臂前群肌和前臂外侧的皮肤。

2. 二正中神经

正中神经 median nerve 由内侧束和外侧束各发出一根合成,支配前臂前群肌的大部分,手鱼际肌及手掌面桡侧三个半指的皮肤。

3. 三尺神经

尺神经 ulnar nerve 由内侧束发出、支配前臂前群肌的靠尺侧的小部分肌肉、手小鱼际肌和手肌中间群的大部分以及手掌面尺侧一个半指和手背面尺侧二个半指的皮肤。

4. 四桡神经

桡神经 radial nerve 发自后束,支配臂及前臂后群肌、臂及前臂背侧面皮肤和手背面桡侧二个半指的皮肤。

5. 五腋神经

腋神经 axillary nerve 由后束发出,支配三角肌、小圆肌及三角肌区和臂外侧面的皮肤。

（六）胸神经前支

胸神经前支共 12 对,其中第 1～11 对胸神经前支位于相应的肋间隙中,称肋间神经 intercostal nerve;第 12 对胸神经前支位于第 12 肋下缘,叫肋下神经 subcostal nerve。下 6 对胸神经前支除支配相应的肋间肌及皮肤外,还支配腹前、外侧壁的肌肉和皮肤。

（七）腰丛

腰丛 lumbar plexus 由第 12 胸神经前支的一部分,第 1－3 腰神经前支和第 4 腰神经前支的一部分组成。位于腰椎两侧,腰大肌的深面,其主要分支有:

1. 一股神经

股神经 femoral nerve 经腹股沟韧带深面下行至股部、支配股前群肌和肌前部、小腿内侧部和足内侧缘的皮肤。

2.二闭孔神经

闭孔神经 obturator nerve 经小骨盆穿闭膜管至股内侧部,支配股内收肌群及股内侧面的皮肤。

（八）骶丛

骶丛 sacral plexus 由第4腰神经前支的一部分与第5腰神经前支合成的腰骶干以及骶、尾神经的前支编织而成,位于骶骨和梨状肌前面,分支分布于会阴部、臀部、股后部、小腿和足的肌肉与皮肤。其主要分布有：

1.坐骨神经

坐骨神经（sciatic nerve）：自梨状肌下孔出骨盆腔后,经臀大肌深面至股后部,在腘窝上方分为胫神经和腓总神经。沿途发出肌支支配股后群肌。

2.胫神经（tibial nerve）

为坐骨神经的延续,在腘窝下行至小腿后部,分支支配小腿后群肌、足底肌以及小腿后面、足底和足背外侧的皮肤。

3.腓总神经（common peroneal nerve）

沿窝外侧壁绕过腓骨颈下行至小腿前区,支配小腿前群肌、外侧群肌以及小腿外侧面、足背和趾背的皮肤。

（九）脑神经

脑神经与脑相连,自颅腔穿过颅底的孔、裂、管出颅,共12对。其名称为：Ⅰ嗅神经、Ⅱ视神经、Ⅲ动眼神经、Ⅳ滑车神经、Ⅴ三叉神经、Ⅵ展神经、Ⅶ面神经、Ⅷ前庭蜗神经、Ⅸ舌咽神经、Ⅹ迷走神经、Ⅺ副神经及Ⅻ舌下神经。其中Ⅰ、Ⅱ、Ⅷ为感觉性神经,Ⅲ、Ⅳ、Ⅵ、Ⅺ、Ⅻ主要为运动性神经,Ⅴ、Ⅶ、Ⅸ、Ⅹ为混合性神经。

五、活动方式

神经系统的功能活动十分复杂,但其基本活动方式是反射。反射是神经系统内、外环境的刺激所作出的反应。

反射活动的形态基础是反射弧 reflex-arc。反射弧的基本组成:感受器→传入神经→神经中枢→传出神经→效应器。反射弧中任何一个环节发生障碍,反射活动将减弱或消失。

反射弧必须完整,缺一不可。脊髓能完成一些基本的反射活动。

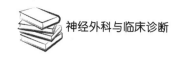
六、基本常识

(一)消除大脑皮层疲劳的方法

1.静止性大脑皮层(消极)休息

静止性大脑皮层休息主要是通过睡眠,使大脑皮层产生广泛的抑制,从而使已经疲劳的大脑皮层恢复机能。

2.活动性大脑皮层(积极)休息

活动性大脑皮层休息则是通过一定的户外活动,使大脑皮层不同功能的细胞产生兴奋与抑制过程相互诱导,从而使大脑皮层不同功能的细胞得到交替休息。

3.神经衰弱

一般是由于长期长时间用脑,不注意休息,使大脑皮层兴奋、抑制长时间失衡而引起的神经系统机能下降的一种功能性疾病。经常参加体育锻炼可以有效地预防和治疗神经衰弱。

(二)酒精对神经系统的危害

中枢神经系统是对酒最敏感的器官,且越高级的中枢对酒的作用越敏感。

对中枢神经系统,乙醇就像镇静催眠药一样产生抑制作用,并且随着血液浓度的增加抑制作用增强。

大脑皮质是大脑中最高级的部分,皮质下中枢总是处于兴奋状态,大脑皮质的功能就是对皮质下中枢起约束作用。少量饮酒后,大脑皮质首先受到抑制,皮质下中枢由于脱离了管束而兴奋,因此,人表现为轻度欣快,言语增多、戏谑,犹豫和谨慎解除,放纵平时被克制的行为。如果饮酒量进一步增加,皮质下中枢也受到了抑制,兴奋状态消失。饮酒量再增加时,主管觉醒的脑区以及脑干的生命中枢(呼吸中枢和心血管中枢)也受到抑制,产生意识障碍和呼吸、心血管抑制,甚至可致死。这就是饮酒后表现为先兴奋后抑制的原因。

乙醇也抑制主管平衡的小脑的功能,饮酒后平衡能力受损,表现为步态不稳、操作能力和灵活性下降,导致事故和车祸的发生。美国的研究发现,当乙醇血浓度低于0.05%时车祸少见,血浓度达到0.08%时车祸增加4倍,若血浓度达到0.15%时车祸增加25倍。美国规定司机的乙醇血浓度不得超过0.08%.

乙醇对中枢神经系统的作用概括如下:

第一期:欣快期,所有反应的速度和精确度都受到损害,约束能力差,情绪不稳定,易激动,健谈。

第二期:功能损害明显期,口齿不清,步态不稳,各种操作完成得很不准确,自控能力下降,这些变化与当时的情绪、环境和平时的饮酒习惯有关。

第三期:深睡昏迷期,是典型的"酒醉"期,乙醇血浓度可达 0.3%,影响到生命中枢,如乙醇血浓度超过 0.4%,可因呼吸衰竭死亡。

(三)酒对大脑的直接损害

神经系统是酒危害的"重灾区"。乙醇易溶于水,而脂溶性低,故乙醇在血液中的含量较高,并且选择性集中于血液供应丰富的器官。

乙醇可通过血脑屏障而进入大脑。成人大脑的重量约为体重的 2%,却接受心脏血流量的 15%,耗氧量占全身耗氧量的 20%,大脑是血液供应最丰富、组织代谢最旺盛的器官。因此,酒在脑内的分布量最多,如果血液中的乙醇浓度为 1,那么,肝脏内浓度为 1.48,脑脊液中为 1.59,而脑组织中的浓度为 1.75。所以,饮酒后,神经、精神症状最明显。另外,乙醇与卵磷脂(脑组织的主要成分)结合,沉积于脑组织中可长达 0.5～1 个月,产生长期的毒性作用。所以,经常酗酒,脑组织遭到的破坏也最严重。

有人对 20 例酒依赖者作脑电图分析。结果证实,长期大量饮酒对大脑皮层有严重损害。这 20 名患者均为男性,饮酒 6～30 年不等,日饮白酒量 250.500 毫升。临床检查有思维语言障碍、幻觉妄想症者各 5,情绪障碍者 4 例,记忆障碍和有肢体震颤等神经系统症状者各 3 例。脑电图检查正常者 7 例,异常者 13 例,在 13 例异常者中 9 例出现脑波慢化现象。这与神经细胞的代谢降低,神经纤维的传导速度减慢有关。这说明,长期大量饮酒,脑部必然会出现弥漫性或局部损害,而且会越来越严重。

国外有研究证明:经常酗酒会使大脑神经不断地遭到破坏,从而使大脑容积逐渐缩小。澳大利亚医学家利用 CT 对酗酒者大脑进行观察后发现,在经常大量的饮酒者中,有 95% 的人大脑体积缩小。专家们估计,这是酒精导致大脑神经细胞死亡所引起的结果。研究还证明,在大量饮酒者中,85% 的人智力减退,记忆力和逻辑思维能力明显下降。

有专家证实,长期酒滥用(超过 809/日纯酒精,时间超过 10 年)可使大脑额叶的 M 型胆碱受体明显减少,壳核处胆碱受体也减少,而苯二氮卓受体却未受损。而组织学研究发现,额叶并无萎缩的表现。提示乙醇对大脑的损害不仅选择区域,而且选择受体。

各种研究均提示,酒对中枢神经系统的损害,除长期酗酒所致的营养不良是其原因以外,乙醇的直接毒性也不容忽视。

综合而言,下列因素对饮酒性脑损害有关:

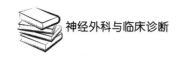

①乙醇对神经细胞(尤其是细胞膜)的直接作用。

②乙醇对神经递质、受体及第二信使系统的作用。

③饮酒使细胞膜、神经递质或受体产生的长期改变。

④进食减少及吸收不良,产生维生素(主要是维生素B,维生素B6,烟酸)缺乏。

⑤与酗酒相关的代谢性改变。

⑥长期饮酒使脑血流减少。

⑦酒依赖对其他器官的损害(如肝病)间接影响中枢神经系统。

另外,酒依赖者在生活中常常遇到意外,酒后发生工伤、交通事故等脑损伤的危险大大增加。长期酗酒还能引起大脑血管壁的脆性明显增高,凝血时间延长。因此,一旦遭受突然的外力,血管壁容易破裂,而且出血不容易凝固。所以,发生相同的事故,酒依赖者较一般人更易于发生硬膜下或硬膜外血肿。有学者认为,酒依赖者常见的颅脑损伤(有些较微,不被注意)与智力障碍不无关系。

(四)酗酒后的遗忘

酒后忘事是常有的现象。但有些酒依赖者在饮用一定量的酒后,虽然酒量不大,饮酒者也意识清楚、言谈举止大体如常,可事后对饮酒期间及酒后一段时间内发生的事却丧失记忆,表现为顺行性遗忘。遗忘的时间可从数分钟到一二天不等,时间较长者类似于神游症(一种精神病性状态,类似电影《鸳梦重温》中的男主角)。

片段性遗忘似乎与血乙醇浓度骤然增加有关,可发生于初期饮酒者。不过,反复出现片段性遗忘则是酒依赖的特征性标志之一。

片段性遗忘的出现多无预兆。在片段性遗忘发作期间,表现与一般轻度醉酒者没有大的区别,即刻回忆能力完好,但难以形成长时记忆,因此事后无法回忆。

一般认为,片段性遗忘的诱发因素之一为空腹饮酒而且酒后不眠,继续进行各种活动。研究者进行的神经心理学测验表明,片段性遗忘的发生频率只是反映酒依赖的严重程度及酒依赖的时间,并不能反映大脑有无器质性损害及损害程度。

酒依赖者对片段性遗忘往往处之泰然,或满不在乎,很像癔病患者对症状"泰然漠视"的表现。

(五)酒相关性痴呆

酒依赖者中约8%出现痴呆。这种痴呆与其他原因引起的痴呆难以区别。患者的认知能力进行性衰退,学习、利用新知识及解决问题的能力明显受损,远期记忆也受到损害。晚期患者常不注意仪表及社会行为规范,并有易激惹、情绪不稳等表现。

酒相关性痴呆发病早期很隐蔽,往往被家人甚至专业人员忽视。因为患者常常大醉,痴呆的表现往往被醉酒所掩盖,只有当患者停酒并清醒后,痴呆症状才逐渐明朗。

患者的头颅 cr 常显示脑萎缩,病理检查显示点片状或斑块状的神经细胞变性与死亡,病变弥散于整个大脑皮质。

我们曾收治一个酒依赖患者,男性,25 岁,工人,饮酒史 10 年,酗酒 5 年,每日必饮,每饮必醉,醉后尿失禁,曾因醉酒多次发生工伤事故,醒后对发生的情况无回忆。入院检查发现近记忆力明显受损,学习能力下降,有痴呆的表现,反应迟钝,思维贫乏,情感淡漠。脑 CT 显示"脑萎缩",若单从 Cr 片看,你会误以为是 70 岁的老人的大脑。

（六）小脑变性

步态不稳、行动笨拙、口齿不清,这几乎已经成为酗酒者的特征,这些都是乙醇对小脑损害的结果。

小脑主管平衡、共济（肌肉间的协调）运动,小脑病变表现为步态蹒跚、不稳,下肢的共济失调较重,而上肢的共济功能相对较好,发音困难及眼球震荡则相对少见。酒相关性小脑变性的病变区域比较局限,但却持久。

共济失调的发生与饮酒量没有直接关系,与个体素质和易感性有关,或与营养缺乏有关。此外,也有人通过动物实验,认为乙醇可选择性对小脑某些部位产生直接的损害。

值得注意的是,有些酒依赖者生前没有共济失调症状,可尸检却发现同样有小脑病变。

（七）多发性神经病变

大部分酒依赖者都会出现。

患者的感觉神经、运动神经及自主神经系统均受到损害,神经髓鞘（类似于剑鞘）发生变性,使神经传导速度下降,感觉异常。

多发性神经病变的病变区域两侧对称,两侧肢体的损害程度相同,而且从远端（手、脚）向近端逐渐发展。多发性神经病进展缓慢,通常先有感觉症状,如轻度感觉异常,症状渐次加重,表现为麻木感、灼热感、蚁走感,感觉异常部位呈手套、袜套样分布,患者的感觉就像总是戴着手套、穿着袜子一样,严重者出现感觉丧失,运动觉、位置觉及足背反射消失。

多发性神经病变的病因有两个:
①营养缺乏,主要为维生素 B 缺乏。

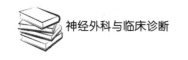

②创伤,主要是压迫性神经病变。

(八)自主神经功能障碍

自主神经是调节内脏功能的神经,自主神经功能障碍主要表现为血压、心率及体温调节的异常。在戒酒综合征中,患者常有血压升高、颤抖、多汗、心动过速,这些都与交感神经系统功能亢进有关。

此外,患多发性神经病变的患者,四肢受损区域的皮肤出汗功能丧失。

研究还发现,酒依赖者体温调节功能也比正常人差。长期酗酒还可引起迷走神经变性,造成部分患者吞咽及发音困难。严重者心率减慢,且对药物(如阿托品)治疗的反应能力降低。酒依赖者常在睡眠中呼吸暂停或出现睡眠呼吸障碍。据研究,这与饮酒造成中枢神经系统及迷走神经的损害有关。酒依赖者的性功能障碍也可能由于自主神经系统的功能紊乱所引起。

(九)酗酒与癫痫发作

酗酒与癫痫发作的关系早在古代就有人注意,但二者之间的复杂关系至今尚未弄明白。酒依赖者中癫痫发作的患病率约为 6.6% ~ 10.6%,比一般人群高。

诱发癫痫发作的因素有如下几方面:

①突然断酒。

②低血糖。

③颅脑外伤或颅内感染。有人对 195 例有癫痫发作史的酒依赖者进行分析,发现其中 59% 是由于断酒,20% 由于头部外伤,5% 由于血管疾病,2% 由于颅内肿瘤。

还有人对有癫痫发作史的酒依赖者进行研究,他们首先将其他原因(如头颅外伤)引起的癫痫发作除外,结果发现,约 90% 的癫痫发作发生在断酒后 7 ~ 48 小时,因此认为癫痫发作与戒酒综合征关系密切,并认为断酒后 22 小时是癫痫发作的高峰。但也有人对此提出不同看法,他们发现在酒依赖者中,有 16% 的首次癫痫发作不在戒酒综合征期间,因此认为癫痫发作与戒酒综合征关系不大。

不过,在人体及动物身上进行的研究表明,在戒酒综合征期间,中枢神经系统的活性增强,发生癫痫发作的危险性也相应地升高。

酒依赖者的癫痫发作分为如下几类:

①单次发作的癫痫发作,既往无类似发作史,无导致癫痫发作的疾病,且与戒酒综合征无关,占 21%。

②戒酒性癫痫发作,占 21%。

③因其他原因所致的癫痫发作,占20%。

④复发性癫痫发作,既往无类似发作史,无致癫痫发作性疾病,且与戒酒综合征无关,占37%,反复的饮酒。戒酒—复发,多次经历戒酒综合征,会增加癫痫发作的危险性。

由于癫痫发作的原因及类型不同,治疗原则也要因人而异。对那些与戒酒综合征关系密切的癫痫发作,一般不主张过早使用抗癫痫药,而对反复发作,尤其是既往有类似发作史的患者,可考虑进行系统抗癫痫治疗。但医生必须注意,酒依赖者常常不能严格按医嘱服药,且他们的饮酒行为常干扰抗癫痫药的代谢,影响治疗效果。所以,有条件者可定期进行抗癫痫药的血药浓度监测,以观察患者的用药情况。至于低血糖引起的癫痫发作,应急查血糖以资鉴别。

(十)其他脑损害

包括:威尼克脑病、科萨科夫综合征等酒依赖者特有的脑病。大多数人认为,维生素 B1 及其他维生素缺乏是这些病的主要原因,但不少人认为,乙醇对大脑的直接毒性作用也起一定的作用。

神经系统分为中枢神经系统和周围神经系统两大部分。

中枢神经系统包括脑和脊髓。脑和脊髓位于人体的中轴位,它们的周围有头颅骨和脊椎骨包绕。这些骨头质地很硬,在人年龄小时还富有弹性,因此可以使脑和脊髓得到很好的保护。

脑分为端脑、间脑、小脑和脑干四部分。大脑还分为左右两个半球,分别管理人体不同的部位。脑是按对侧支配的原则来发挥功能的,此外,左、右侧脑还有各自侧重的分工,如左脑主要负责语言和逻辑思维,右脑负责艺术思维,等等。

脊髓主要是传导通路,能把外界的刺激及时传送到脑,然后再把脑发出的命令及时传送到周围器官,起到了上通下达的桥梁作用。

周围神经系统包括脑神经、脊神经和自主神经。

脑神经共有12对,主要支配头面部器官的感觉和运动。人能看到周围事物,听见声音,闻出香臭,尝出滋味,以及有喜怒哀乐的表情等,都必须依靠这12对脑神经的功能。

脊神经共有31对,其中包括颈神经8对,胸神经12对,腰神经5对,骶神经5对,尾神经1对。脊神经由脊髓发出,主要支配身体和四肢的感觉、运动和反射。

自主神经也称为内脏神经,主要分布于内脏、心血管和腺体。心跳、呼吸和消化活动都受它的调节。自主神经分为交感神经和副交感神经两类,两者之间相互拮抗又相

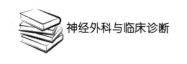

互协调,组成一个配合默契的有机整体,使内脏活动能适应内外环境的需要。

第二节　脑

　　脑是中枢神经系统的主要部分,位于颅腔内。低等脊椎动物的脑较简单。人和哺乳动物的脑特别发达。脑包括端脑(大脑)、间脑、小脑、脑干(脑干包括:中脑、脑桥和延髓),其中分布着很多由神经细胞集中而成的神经核或神经中枢,并有大量上、下行的神经纤维束通过,连接大脑、小脑和脊髓,在形态上和机能上把中枢神经各部分联系为一个整体。脑各部内的腔隙称脑室,充满脑脊液。

　　脊椎动物中枢神经系统的高级部位,生命机能的主要调节器。其中人脑是结构最复杂、功能极其完善的物质。它是思维的器官,是心理、意识的物质本体。

一、人脑构成

　　人脑可分为6个部分——(端脑、间脑、小脑、中脑、脑桥、延髓。其中端脑和间脑又合称为前脑,脑桥和延髓又合称为后脑。)端脑,指大脑两半球;延脑或称延髓。中脑、脑桥与延髓组成脑干,其间有神经细胞团与神经纤维交错组成的脑干网状结构。人脑是从低等动物的原始神经组织经过长期的演化历程发展而来的。人脑达到高度的发展,主要在于大脑两半球的不断扩大和复杂化。大脑两半球的表面积扩大到一定程度,由于颅腔容量的限制而出现沟、回,并逐渐增加其数目。大脑两半球主要由灰质表层、白质和皮下神经节,即大脑皮质、神经纤维髓质和基底神经节组成。由联合神经纤维(主要是胼胝体)联结在一起的大脑两半球划分为额叶、顶叶、枕叶、颞叶与岛叶,而且它们各有一定的机能分工。

　　脑的基本构成单位是神经细胞(神经元)和胶质细胞。人脑的神经元数约达10～11(正负10倍)。大脑皮质(亦称皮层)的神经元约为140亿,一般是6层的结构模式。其中,感知从外周传来刺激的细胞主要位于第4层;实现加工和将兴奋由一个皮质区传递给另一皮质区的细胞,多半在第2层和第3层;把传出冲动引向外周的细胞主要在第5层。神经元与神经元之间以电的和化学的方式相互传递信息。每一个神经元通常拥有几百个以至几千个突触联结,人脑的全部突触数约达10～15之多。突触的联结形式是复杂多样的,整个脑是通过这种联结而组成的一个巨大的自调控、自组织、自学习的神经网络系统。

又,中医学术语。脑为奇恒之腑之一。

脑,又名髓海,深藏于头部,居颅腔之中,其外为头面,内为脑髓,是精髓和神明汇集发明之处,又称为元神之府。《素问·五藏生成篇》:"诸髓者皆属于脑。"《灵枢·海论》:"脑为髓之海。"

脑的主要生理功能是主宰生命活动、精神活动和感觉运动等。

二、人脑意识

人脑与意识的关系问题,历来存在着不同观点的争论。长时期里,人们曾把意识看成是不依赖于物质实体的神秘莫测的东西,不把脑看作是意识的器官。随着近代自然科学特别是生理学的发展,17 世纪以后一般都承认脑是产生意识的机构。但限于当时的科学实验条件和认识水平,又往往把人的各种心理、意识现象机械地定位于脑内各特定的部位。18 世纪末德国医生和解剖学家 F. J. 加尔(1758～1828)的观点就是如此。到 19 世纪,法国生理学家 M.－J.－P. 弗洛伦斯(1794～1867)等人才把脑看作是整体活动,并认为意识是整体的脑的机能。后来,И. П. 巴甫洛夫及其创立的条件反射学说,以大量的实验研究证明并从理论上阐述了人的意识是大脑皮质的功能。20世纪 40～50 年代以来,科学家们对皮质下和脑的微结构进行了广泛深入的研究。揭示出在信息输入大脑皮质的脑活动中,除有传统了解的"特异通路"外,还有经由脑干网状结构的"非特异通路"。后者的作用在于激活大脑皮质,使之处于一定的兴奋水平,否则大脑皮质便不能对刺激发生反应。同时,位于大脑两半球内的表面和侧脑室深部、丘脑和下丘脑以及一系列其他皮质下结构的边缘系统,在脑活动中也起着不可缺少的作用。它们可能与本能的、遗传的反应有关,也对引起情绪和产生动机,以及对某些涉及个体间相互关系的行为反应有一定影响。由此表明,大脑皮质与皮下组织的功能活动是相互联系的,而且正是由于它们的协同作用保证了脑的正常功能。

以脑为研究对象的脑科学,借助生物物理学、生物化学、生理心理学、病理心理学,以及控制论、系统论等多学科的综合研究,已经在许多方面取得重大进展,如脑生化研究,裂脑研究的成果等。但意识的脑机制还未得到充分的揭示,有许多问题有待于继续深入探讨。

三、学习记忆

学习和记忆是两个相联系的神经过程。学习指人和运动依赖于经验来改变自身行为以适应环境的神经活动过程。记忆则是学习到的信息贮存和"读出"的神经活动过程。

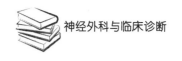

（一）学习的形式

1.简单学习

在刺激和反应之间形成某种明确的联系，又称为非联合型学习（nonassociativele-arning）。习惯化和敏感化属于这种类型的学习。习惯化是指当一个不产生伤害性效应的刺激重复作用时，机体对该刺激的反射反应逐渐减弱的过程，例如人们对有规律而重复出现的强噪音逐渐不再对它产生反应。敏感化是指反射反应加强的过程，例如一个弱伤害性刺激本仅引起弱的反应，但在强伤害性刺激作用后弱刺激的反应就明显加强。在这里，强刺激与弱刺激之间并不需要建立什么联系。

2.联合型学习

经典条件反射和操作式条件反射均属于联合型学习。

（1）经典条件反射：在动物实验中，给狗吃食物会引起唾液分泌，这是非条件反射。给狗以铃声则不会引起唾液分泌，因为铃声与食物无关，这种情况下铃声称为无关刺激。但是，如果每次给狗吃食物以前先出现一次铃声，然后再给以食物，这样多次结合以后，当铃声一出现，动物就会出现唾液分泌。铃声本来是无关刺激，由于多次与食物结合应用，铃声具有了引起唾液分泌的作用，即铃声已成为进食（非条件刺激）的信号。所以这时就把铃声称为信号刺激或条件刺激，这样的反射就称为条件反射。可见，条件反射是生活中形成的。形成条件反射的基本条件就是无关刺激与非条件刺激在时间上的结合，这个过程称为强化。任何无关刺激与非条件刺激结合应用，都可以形成条件反射。

（2）操作式条件反射：操作式条件反射比较复杂，它要求动物完成一定的操作。例如，将大鼠放入实验箱内，当它在走动中偶然踩在杠杆上时，即喂食以强化这一操作；如此重复多次，大鼠即学会了自动踩杠杆而得食。然后，在此基础上进一步训练动物只有当再现某一特定的信号（如灯光）后踩杠杆，才能得到食物的强化。在训练完成后，动物见到特定的信号，就去踩杠杆而得食。这类条件反射的特点是，动物必须通过自己完成某种运动或操作后才能得到强化，所以称为操作式条件反射。

（二）条件反射活动基本规律

1.经典条件反射建立需要的基本条件

条件反射的建立要求在时间上把某一无关刺激与非条件刺激结合多次，一般条件刺激要先于非条件刺激而出现。条件反射的建立与动物机体的状态有很密切的关系，例如处于饱食状态的运动则很难建立食物性条件反射，动物处于困倦状态也很难建立条件反射。一般来说,任何一个能为机体所感觉的动因均可作为条件刺激,而且在所有的非条件刺激的基础上都可建立条件反射,例如食物性条件反射、防御性条件反射等。

2.经典条件反射的消退条件

反射建立之后,如果反复应用条件刺激而不给予非条件刺激强化,条件反射就会逐渐减弱,最后完全不出现。这称为条件反射的消退。例如,铃声与食物多次结合应用,使狗建立了条件反射;然后,反复单独应用铃声而不给予食物(不强化)则铃声引起的唾液分泌量会逐渐减少,最后完全不能引起分泌。巴甫洛夫认为,条件反射的消退是由于在不强化的条件下,原来引起唾液分泌的条件刺激,转化成为引起中枢发生抑制的刺激。从这一观点出发,条件反射的消退并不是条件反射的丧失,而是人原先引起兴奋(有唾液分泌)的条件反射转化为引起抑制(无唾液分泌)的条件反射;前者称为阳性条件反射,后者称为阴性条件反射。

3.人类的条件反射研究动物条件反射的方法

原则上也可用于研究人的条件反射活动,例如,将无关刺激与食物性唾液分泌非条件反射相结合(可用于儿童),或将无关刺激与防御性运动非条件反射相结合等等。此外,人类还可应用词语强化的运动条件反射研究法;例如,当红光在受试儿童面前出现时,实验者说:"按",受试儿童即用手按压橡皮球。在这一实验中,红光是条件刺激,"按"是词语强化。用词语强化与红光结合 2~3 次后,如果受试者见到红光信号出现后,立即自动按球,这就形成了对红光的条件反射。

4.两种信号系统学说

在人同样可以用光、声、嗅、味、触等感觉刺激作为信号来形成条件反射,这种信号直接作用于眼、耳、鼻、舌、身等感受装置,都是现实具体的信号。此外,抽象的语词也可以代替具体的信号而引起条件反射反应。例如,受试者对每分钟摆动 120 次的快节拍器声音形成了用温热刺激强化的手臂血管舒张反射,而对每分钟摆动 60 次的慢节拍器声音形成了用冷刺激强化的血管收缩反射;当这些条件反射被巩固后,实验者对受试者说"快节拍器音"或"慢节拍器音",这些语词也分别能引起相应有血管舒张或血管收缩反应。如果说具体的信号是第一信号,则相应的语词是第一信号的信号,即第二信号。因此,在人类有两种性质完全不同的信号,第一信号是具体的信号,第二信号(语词)是抽象的信号。巴甫洛夫提出人脑有两个信号系统。第一信号系统是对第一信号发生反应的大脑皮层功能系统,第二信号系统是对第二信号发生反应的大脑皮层功能系统。动物只有一个信号系统,相当于人的第一信号系统;而人类才具有两个

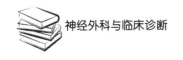
信号系统,这是人类区别于动物的主要特征。第二信号系统的发生与发展是人类社会的产物,人类由于社会性劳动与交往产生了语言,语词是现实有概括和抽象化;人类借助于语词来表达其思维,并进行抽象的思维。

(三)记忆的过程

外界通过感觉器官进入大脑的信息量是很大的,但估计仅有1%的信息能被较长期地贮存记忆,而大部分却被遗忘。能被长期贮存的信息都是对个体具有重要意义的,而且是反复作用的信息。因此,在信息贮存过程中必然包含着对信息的选择和遗忘两个因素。信息的贮存要经过多个步骤,但简略地可把记忆划分为两个阶段,即短时性记忆和长时性记忆。在短时性记忆中,信息的贮存是不牢固的,例如,对于一个电话号码,当人们刚刚看过但没有通过反复运用而转入长时性记忆的话,很快便会遗忘。但如果通过较长时间的反复运动,则所形成的痕迹将随每一次的使用而加强起来;最后可形成一种非常牢固的记忆,这种记忆不易受干扰而发生障碍。即感觉性记忆、第一级记忆、第二级记忆和第三级记忆;前二个阶段相当于上述的短时性记忆,后两个阶段相当于长时性记忆。

感觉性记忆是指通过感觉系统获得信息后,首先在脑的感觉区内贮存的阶段;这阶段贮存的时间很短,一般不超过1分钟,如果没有经过注意和处理就会很快消失。如果住处在这阶段经过加工处理,把那引起不持续的、先后进来的信息整合成新的连续的印象,就可以从短暂的感觉性记忆转入第一级记忆。这种转移一般可通过两种途径来实现,一种是通过把感觉性高蛋白的资料变成口头表达性的符号(如语言符号)而转移到第一级记忆,这是最常见的;另一种非口头表达性的途径,这还了解得不多,但它必然是幼儿学习所必须采取的途径。但是,信息在第一级记忆中停留的时间仍然很短暂,平均约几秒钟;通过反复运用学习,信息便在第一级记忆中循环,从布延长了信息在第一级记忆中停留的时间,这样就使信息容易转入第二级记忆之中。第二级记忆是一个大而持久的贮存系统。发生在第二级记忆内的遗忘,似乎是由于先前的或后来的信息的干扰所造成的;这种干扰分别称为前活动干扰和后活动性干扰。有些记忆的痕迹,如自己的名字和每天都在进行操作的手艺等,通过长年累月的运动,是不易遗忘的,这一类记忆是贮存在第三级记忆中的。

(四)记忆障碍

临床上把记忆障碍分为两类,即顺行性遗忘症(anterogradeamnesia)和逆行性遗忘症(retrogradeamnesia)。凡不能保留新近获得的信息的称为顺行性遗忘症。患者对于一个新的感觉性信息虽能作出合适的反应,但只限于该刺激出现时,一旦该刺激物消失,患者在数秒钟就失去做作出正确反应的能力。所以患者易忘近事,而远的记忆仍存在。本症多见于慢性酒精中毒者。发生本症的机制,可能是由于信息不能从第一级记忆转入第二级记忆;一般认为,这种障碍与海马的功能损坏有关。前文已述及,海马及其环路的功能遭受破坏,会发生记忆障碍。凡正常脑功能发生障碍之前的一段时间内的记忆均已丧失的,称为逆行性遗忘症;患者不能回忆起紧接着本症发生前一段时间的经历。一些非特异性脑疾患(脑震荡、电击等)和麻醉均可引起本症。例如,车祸造成脑震荡的患者在恢复后,不能记起发生车祸前一段时期内的事情,但自己的名字等仍能记得。所以,发生本症的机制可能是第二级记忆发生了紊乱,而第三级记忆却不受影响。

(五)学习和记忆的机制

1.从神经生理角度看学习和记忆的机制从神经生理的角度来看

感觉性记忆和第一级记忆主要是神经元生理活动的功能表现。神经元活动具有一定的后作用,在刺激作用过去以后,活动仍存留一定时间,这是记忆的最简单的形式,感觉性记忆的机制可能属于这一类,在神经系统中,神经元之间形成许多环路联系,环路的连续活动也是记忆的一种形式,第一级记忆的机制可能属于这一类。例如,海马环路的活动就与第一级记忆的保持以及第一级记忆转入第二级记忆有关。

对突触传递过程的变化与学习记忆的关系进行了许多研究。在海兔(一种海洋软体动物)的缩鳃反射的研究中观察到,习惯化的发生是由于突触传递出现了改变,突触前末梢的递质释放量减少导致突触后电位减少,从而使反射反应逐渐减弱;敏感化的机制是突触传递效能的增强,突触前末梢的递质释放量增加。在高等动物中也观察到突触传递具有可塑性。有人在麻醉兔中,记录海马齿状回颗粒细胞的电活动观察到,如先以一串电脉冲刺激海马的传入纤维(前穿质纤维),再用单个电刺激来测试颗粒细胞电活动改变,则兴奋性突触后电位和锋电位波幅增大,锋电位的潜伏期缩短。这种易化现象持续时间可长达10小时以上,并被称为长时程增强(long－termpotentiation)。不少人把长时程增强与学习记忆联系起来,认为它可能是学习记忆的神经基础。在训练大鼠进行旋转平台的空间分辨学习过程中,记忆能力强的大鼠海马长时程增强反应大,而记忆能力差的大鼠长时程增强反应小。

2.从神经生化角度看学习和记忆的机制从神经生化的角度来看

较长时性的记忆必然与脑内的物质代谢有关,尤其是与脑内蛋白质的合成有关。在金鱼建立条件反射的过程中,如用嘌呤霉素(puromycin)注入动物脑内以抑制脑内

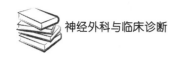

蛋白质的合成,则运动不能完成条件反射的建立,学习记忆能力发生明显障碍。人类的第二级记忆可能与这一类机制关系较大。在逆行性遗忘症中,可能就是由于脑内蛋白质合成代谢受到了破坏,以致使前一段时间的记忆丧失。

中枢递质与学习记忆活动也有关。运动学习训练后注射拟胆碱药毒 。扁豆碱可加强记忆活动,而注射抗胆碱药东莨菪碱可使学习记忆减退。用利舍平使脑内儿茶酚胺耗竭,则破坏学习记忆过程。动物在训练后,在脑室内注入 γ-氨基丁酸可加速学习。动物训练后将加压素注入海马齿状回可增强记忆,而注入催产素则使记忆减退。一定量的脑啡可使动物学习过程遭受破坏,而纳洛酮可增强记忆。临床研究发现,老年人血液中垂体后叶激素含量减少,用加压素喷鼻可使记忆效率提高;用加压素治疗遗忘症亦收到满意效果。

3. 从神经解剖角度看学习和记忆的机制从神经解剖的角度来看

持久性记忆可能与新的突触联系的建立有关。动物实验中观察到,生活在复杂环境中的大鼠,其大脑皮层的厚度大,而生活在简单环境中的大鼠,其大脑皮层的厚度小,说明学习记忆活动多的大鼠,其大脑皮层发达,突触的联系多。人类的第三级记忆的机制可能属于这一类。

四、语言中枢

(一)两侧大脑皮层功能相关

两侧大脑皮层之间有许多连合纤维,在哺乳类动物中最大的连合纤维结构是胼胝体;进化愈高等则胼胝体愈发达,人类的胼胝体估计含有 100 万根纤维。有人观察到,当在犬的身体一侧皮肤上给予刺激,并与食物或酸防御性唾液分泌反射相结合形成条件反射后,则另一侧皮肤相应部位的机械刺激也自然具有阳性的条件反射效应。如果事先将该动物的胼胝体切断,则这种现象就不能出现。还有人事先切断猫视交叉的交叉纤维,使一侧眼睛的视网膜传入冲动仅向同侧皮层投射,然后将动物一眼蒙蔽,用另正好学习对图案的鉴别能力;待其学会后将该眼蒙蔽,测定先前被蒙蔽眼的图案鉴别能力,见到先前被蒙蔽的眼也能具有这种鉴别能力。如果事先切断这个动物的胼胝体,则这种现象就不能出现。由此看来,两侧大脑皮层的感觉分析功能是相关的,胼胝体连合纤维能将一侧皮层的活动向另一侧转送。电生理研究指出,刺激对侧皮层对应点可以加强这一侧皮层的感觉传入冲动的诱发电们,起着易化作用。这一易化作用是通过胼胝体连合纤维完成的,因为这类纤维主要联系两侧皮层相对应的部位。在人类,两侧大脑皮层的功能也是相关的,两关球之间的连合纤维对完成双侧的运动、一般感觉和视觉的功调功能有重要作用。右手学会了一种技巧运动,左手虽然没有经过训练,但在一定程度上也会完成这种技巧运动,说明一侧皮层的学习活动可以通过连合纤维向另一侧转送。

（二）大脑皮层的语言中枢

人类大脑皮层一定区域的损伤,可以引致特有的各种语言活动功能障碍。临床发现,损伤布洛卡（Broca）三角区,会引致运动失语症（motoraphasia）。病人可以看懂文字与听懂别人谈话,但自己却不会讲话,不能用语词来口头表达;然而,其与发音有关的肌肉并不麻痹,就是不能用"词"来表达自己的意思。损伤额中回后部接近中央前回手部代表区的部位,则病人可以听懂别人的谈话,看懂文字,自己也会讲话,但不会书写;然而,其手部的其他运动并不受影响,这种情况称为失写症（agraphia）。颞上回后部的损伤,会引致感觉失语症（sensoryaphasia）,病人可以讲话及书写,也能看懂文字,但听不懂别人的谈话;事实上,病人能听到别人的发音,就是不懂其含义,但其视觉却是良好的,其他的语言活动功能仍健全,这种情况称为失读症（alexia）,因此,语言活动的完整功能是与广大皮层区域的活动有关的,各区域的功能是密切相关的。严重的失语症可同时出现上述四种语言活动功能的障碍。

五、一侧优势

一侧优势是指人类的脑的高级功能向一侧半球集中的现象;左侧半球在语词活动功能上占优势,右侧半球在非语词性认识功能止占优势。但是,这种优势感是相对的,而不是绝对的;因为左侧半球也有一定的非语词性认识功能,右侧半球也有一定的简单的语词活动功能。产生上述各种语言活动功能障碍时,在一般运用右手劳动为主的成年人中,其大脑皮层损伤经常发生在左侧。因为绝大多数用右手劳动为主的成年人,右侧大脑皮层的44区的损伤并不发生明显的语言活动障碍;然而其左侧大脑皮层布洛卡的损伤,则可形成严重的运动失语症,这种左侧大脑皮层的语言活动功能上占优势的现象,反映了人类两侧大脑半球功能是不对等的,这种一侧优势的现象仅在人类中具有。

人类左侧大脑皮层在语言活动功能上占优势的现象,虽然与一定的遗传因素有关,但主要是在生活实践中逐步形成的,这与人类习惯运用右手进行劳动有密切的关系。小儿在2～3岁之前,如果发生左侧大脑半球损害时,其语言活动功能的紊乱和右侧大脑半球损害时的情况没有明显的差别;说明这时候尚未建立左侧优势,双侧大脑半班干部均与语言活动功能有关。10～12岁时,左侧优势逐步建立;但在左侧大脑半

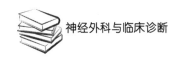

球损害后,尚有可能在右侧大脑半球损害就很难在右侧大脑皮层再建立起语言活动的中枢。在发育成年人后,左侧优势已经形成,如果发生左侧大脑半球损害就很难在右侧大脑皮层再建立起语言活动的中枢。在运用左手劳动为主的人中,则左右双侧的皮层有关区域都可能成为语言活动的中枢。有人进行过统计,在48例运用右手劳动的人中,语言中枢在左侧的为43例,在右侧的为25例,4例左右双侧均有关;在20例左右手混用的人中,语言中枢在左侧的12例,在右侧的为2例,6例左右双侧均有关。

由于左侧大脑半球在语言活动功能上占优势,因此一般称左侧半球为优势半球或主要半球,右侧半球为次要半球。但是研究指出,右侧半球也有其特殊的重要功能。如今知道,右侧大脑皮层在非语词性的认识功能上是占优势的,例如对于空间的辨认、深度知觉、触觉认识、音乐欣赏分辨等等。右侧大脑皮层顶叶损伤的病人,由于非语词性认识能力的障碍,常再现穿衣失用症(apraxia);患者虽然没有肌肉麻痹,但穿衣困难,他会将衬衣前后穿倒或只将一只胳膊伸入袖内。右侧大脑皮层顶叶、枕叶、颞叶结合处损伤的病人,常分不清左右侧,穿衣困难,不以维持绘制图表。右侧大脑半球后部的病变,常发生视觉认识障碍;患者不能辨认别人的面部,甚至不能认识镜子里自己的面部,而且还伴有对颜色、物体、地方的认识障碍。

上述两侧大脑半球对不同认识功能的优势现象,还可通过裂脑(splitbrain)实验研究加以证实。在患有顽固性癫痫发作的病人,为了控制癫痫在两半球之间传布发作,常将患者的连合纤维(胼胝体)切断;手术后患者对出现于左侧视野中的物体(视觉投射到右侧半球)不能用语词说出物体的名称,而对出现于右侧视野中的物体(视觉投射到左侧半球)就以嗛出物体的名称,说明语言活动中枢在左侧半球。但是,患者右侧半球的视觉认识功能是良好的。譬如,先给患者的左侧视野看一支香烟,他不能用语词说出这一物体是"香烟";但是患者认识到这一物体是香烟,因为他可以闭着眼睛借助于触觉有矩手把许多香烟收集起来以表示他对这一物体的认识。在正常人,虽然语言活动中枢在左侧半球,但能对左侧视野中的物体说出其名称,这是连合纤维的功能,因为连合纤维使左右两侧半球的功能发生了联系。

六、解剖概论

(一)脑膜

脑膜分为3层:硬脑膜、蛛网膜和软脑膜。

(二)软脑膜

软脑膜较薄,富有血管,紧贴于脑的表面,并随血管分支伸入脑中形成鞘,位于小血管的外面,在侧脑室、第三脑室和第四脑室的脑软膜含有大量的血管丛,叫脉络丛,能产生脑脊液。

(三)蛛网膜

脑蛛网膜很薄,包围在软膜外面,以无数纤维与之连接。位于蛛网膜和软膜之间的腔隙称为蛛网膜下腔,内含脑脊液。

(四)硬脑膜

脑硬膜较厚,包围于蛛网膜外。位于硬膜与蛛网膜之间的腔隙称为硬膜下腔,内含少量液体。硬膜紧贴于颅腔壁,期间无腔隙存在。

(五)端脑

包括左右大脑半球以及埋藏在大脑皮质内的基底核。

(六)大脑

大脑为神经系统高级部分,由左、右两个大脑半球组成,两半球间有横行的神经纤维相联系。每个半球包括:大脑皮层(大脑皮质):是表面的一层灰质(神经细胞的细胞体集中部分)。人的大脑表面有很多往下凹的沟(裂),沟(裂)之间有隆起的回,因而大大增加了大脑皮层的面积。

人类的大脑皮层最为发达,是思维的器官,主导机体内一切活动过程,并调节机体与周围环境的平衡,所以大脑皮层是高级神经活动的物质基础。

(七)髓质

又称"白质",位于大脑皮层内部,由神经纤维所组成。

基底核、基底神经节:在半球底部的白质中,由神经细胞集中而成。

(八)丘脑

丘脑是间脑中最大的卵圆形灰质核团,位于第三脑室的两侧,左、右丘脑借灰质团块(称中间块)相连。丘脑是产生意识的核心器官,丘脑中先天遗传有一种十分特殊的结构——丘觉,丘觉是自身蕴含意思并能发放意思,当丘觉发放意思时也就产生了意识。

(九)小脑

在大脑的后下方,分为中间的蚓部和两侧膨大的小脑半球,表层的灰质即小脑皮层,被许多横行的沟分成许多小叶。小脑的内部由白质和灰色的神经核所组成,白质称髓质,内含有与大脑和脊髓相联系的神经纤维。小脑主要的功能是协调骨骼肌的运

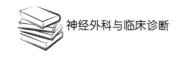

动,维持和调节肌肉的紧张,保持身体的平衡。

(十)脑干

包括中脑、脑桥和延髓。上接间脑,下连脊髓,背面与小脑连接,并同位于颅后窝中。脑干的背侧与小脑之间有一空腔,为脊髓中央管的延伸,称第四脑室。脑干也由灰质和白质构成。脑干的灰质仅延髓下半部与脊髓相似,其他部位不形成连续的细胞柱,而是由机能相同的神经细胞集合成团块或短柱形神经核。神经核分两种,一种是与第3～12对脑神经相连的脑神经核;另一种是主要与传导束有关的神经核。如网状结构核团。脑干中有许多重要神经中枢,如心血管运动中枢、呼吸中枢、吞咽中枢,以及视、听和平衡等反射中枢。

脑干(脑干中有许多重要神经中枢,如心血管运动中枢、呼吸中枢):延髓脑桥沟;髓纹;锥体:含皮质脊髓束纤维,锥体外侧的卵圆形隆起为橄榄,橄榄和锥体之间的纵沟有舌下神经根由此出脑,在橄榄的背侧面,自上而下依次有舌咽神经、迷走神经和副神经根出入脑;基底部与小脑中脚的交界处有粗大的三叉神经根,脑桥基底部的上缘与中脑的大脑脚相接,下缘与延髓之间形成横行的延髓脑桥沟,延髓脑桥沟内自中线向外侧依次有展神经、面神经及前庭蜗神经根出入;中脑腹侧面有一对粗大的纵行隆起称大脑脚,两侧大脑脚之间的凹陷为脚间窝,其内有滑车神经和动眼神经出脑;第四脑室是位于延髓、脑桥与小脑之间的腔隙,向上连通中脑水管,向下与脊髓中央管相接,顶朝向小脑,底呈菱形凹陷即菱形窝;脑干由灰质白质构成,脑干的灰质被穿行于其间的纤维束分隔成大小不等的灰质团块或短柱称神经核,脑神经核和非脑神经核,一种是与第3～12对脑神经相连的脑神经核,另一种是主要与传导束有关的非脑神经核;脑神经核:躯体运动核,内脏运动核,内脏感觉核,躯体感觉核;非脑神经核:锥体束(下行纤维束):皮质核束(神经元胞体位于中央前回下1/3,下神经元位于脑干,称躯体运动核)、皮质脊髓束,(上行纤维束)内侧丘系:躯干四肢的深感觉(感觉－一般－浅感觉－温度、痛、触;深感觉－位置、运动、振动;特殊－味觉、嗅觉、听觉、知觉),脊髓丘脑束:躯干四肢的浅感觉,三叉丘脑束:头面部的浅感觉(位听器－头面部深感觉);脑干网状结构:灰质和白质交织的广泛区域。

(十一)脑神经

亦称"颅神经"。从脑发出左右成对的神经。共12对,依次为嗅神经、视神经、动眼神经、滑车神经、三叉神经、展神经、面神经、位听神经、舌咽神经、迷走神经、副神经和舌下神经。12对脑神经连接着脑的不同部位,并由颅底的孔裂出入颅腔。这些神经主要分布于头面部,其中迷走神经还分布到胸腹腔内脏器官。各脑神经所含的纤维成分不同。

按所含主要纤维的成分和功能的不同,可把脑神经分为三类:一类是感觉神经,包括嗅、视和位听神经;另一类是运动神经,包括动眼、滑车、展、副和舌下神经;第3类是混合神经,包括三叉、面、舌咽和迷走神经。研究证明,在一些感觉性神经内,含有传出纤维。许多运动性神经内,含有传入纤维。脑神经的运动纤维,由脑干内运动神经核发出的轴突构成;感觉纤维是由脑神经节内的感觉神经元的周围突构成,其中枢突与脑干内的感觉神经元形成突触。1894年以来,先后在除圆口类及鸟类以外的脊椎动物中发现第"0"对脑神经(端神经)。在人类由1～7条神经纤维束组成神经丛,自此发出神经纤维,经筛板的网孔进入鼻腔,主要分布于嗅区上皮的血管和腺体。

(十二)血液供应

脑的重量占体重的2%～3%,但其所需要的血流量则占心输出量的15%～20%。脑血流量是指每100g脑组织在单位时间内通过的血流量。本节着重阐述各种生理状态下的全脑血流量。全脑血流量正常人安静状态下脑血流量脑血流量因测定方法不同,正常值有所差异。在安静情况下,一个一般身材的年轻人每分钟的全脑血流量为700～770ml,约合每分钟50～55ml/100g。当平均半球血流量减少到每分钟25～30ml/100g时,可发生精神错乱,甚至意识丧失。神经功能衰减的临界血流量大约是每分钟18ml/100g。

大脑血液通过两侧颈内动脉及椎动脉供应,前者约占全脑血流量的4/5,后者占1/5。颈动脉到达大脑中动脉的压力差与椎动脉到颅底动脉环的压力差基本相等。因此,正常人脑血液循环虽有左、右半球及颈动脉系统、椎动脉系统血流量和循环时间的差异,但并不发生血液分流或逆流现象。

脑的血液循环不仅在量上丰富,而且供应速度也很快,血液由动脉进入颅腔,到达静脉窦所需的时间仅为4～8s,椎基底动脉系统的血液流速度要比颈内动脉系统低些。

脑组织几乎没有氧和葡萄糖的储备。脑部血液供应的障碍造成缺氧和葡萄糖不足,迅速引起脑功能紊乱和脑组织的破坏。脑血液供应停止6～8秒后,脑灰质组织内即无任何氧分子,并迅即在10～20秒之间出现脑电图异常。血供停止10～12秒钟即可出现神志障碍;30秒钟后脑电图即呈"平线";一分钟后神经元功能的恢复就缓慢;3～4分钟后脑组织内游离葡萄糖均消耗殆尽,脑神经元细胞功能难望完全恢复正常;停止4～5分钟后脑神经元细胞开始坏死。脑组织蛋白质在缺血、缺氧时的瓦解速度

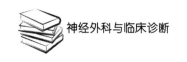

远较其他组织为快,比心肌蛋白质要快 25 倍,比骨骼肌蛋白质要快 80 倍。

脑是人体极其重要的器官,尽管脑的血液供应有令人惊异的自动调节能力,但一旦血液供应受到障碍,其后果是非常严重的,脑组织对付缺血、缺氧缺乏回旋余地。实验证明,在脑细胞外液间隙置入敏感微电极记录,可见钾离子(K^+)的浓度明显上升,而钠(Na^+)和钙(Ca^{2+})的浓度下降,同时线粒体和内质网可释放 Ca^{2+},致使细胞内钠和游离钙的浓度明显增加。另外,脑缺血后,缺血组织中葡萄糖出现无氧酵解,使组织中的能量储备(包括磷酸肌酸和腺苷酸能基)耗竭,产生过量的乳酸堆集,发生酸中毒。最后血脑屏障破坏。

七、功能特点

脑有三个基本功能系统:

①调节紧张度或觉醒状态的联合区。

②接受、加工和保存来自外部信息的联合区。

③制定程序,调节和控制心理活动的联合区。

神经系统在进化过程中,结构变得愈来愈复杂,对机体的生存显示出愈来愈重要的作用。人脑是高度发展的组织,接受和处理来自体内、外环境的信息,并根据这些信息通过调控保持内环境的稳定,并指导自身行动,达到适应环境和做出有利于机体自下而上的反应。为此,脑对传入的各种信息必须进行适当的处理。信息处理是脑的主要功能。人脑为了有效地处理信息,把加工任务集中到大脑皮层等,可以把不同类信息作综合处理。皮层化使人脑具有强大的信息处理能力。

脑的整体结构就是为有效收集信息并作精巧的综合处理。各种感官,成为专门收集各类信息的机构。各种感官由感受器将反映不同类型环境信息的物理或化学信号,都转换成神经电脉冲信号。这种统一的电信号传入中枢,为进行信息的综合处理准备了条件。脑能较快形成信息处理能力与应付可能出现的新情况两方面的需要。因此,人脑是一个特殊的信息处理机器,它能在使用中不断提高其处理能力,并在部分受损坏时,用小的改动而保持一定的工作能力。

八、意识分析

人们对丘脑以及大脑、小脑、下丘脑、基底核的认识几乎都是错误的,将丘脑简单的定义为感觉中继站,不但是毫无根据的妄下定义,而且完全错误,对大脑、小脑、下丘脑、基底核以及其他脑的功能认识也基是不全面的甚至是错误的。

所有的脑,包括丘脑、大脑、小脑、下丘脑、基底核等,都是由一种物质——神经元构成,神经元中遗传有信息,脑所要完成的工作就是整理、组织遗传信息,使之有序化、条理化。脑的主要功能就是经过神经元一级一级地信息交换传递,获得一个有意义的信息集合,这个过程称为样本分析。神经元一级一级进行信息交换传递的过程称为分析,有意义的信息集合既为样本。脑的主要功能,包括大脑、小脑、下丘脑、基底核等,这些脑的主要功能都是进行样本分析。丘脑是一个十分特殊的器官,丘脑神经元中的遗传信息具有觉知特性,丘脑能够将各个遗传信息合成为一个特殊的信息集合,这个具有特殊性质的信息集合是对事物觉知,称为丘觉。丘觉的合成发放活动,样本的分析产出活动,本质上就是反射活动。丘脑的功能就是合成发放丘觉。丘脑由神经元构成,每个神经元中都遗传有信息,丘脑的功能就是将数个神经元的信息合成为丘觉,并发放到大脑联络区,使大脑产生觉知,也就产生了意识。丘觉是想法、是念头,是意识的核心。脑包括的结构众多,不是所有的脑都能合成丘觉,丘觉只是丘脑的功能,只能是丘脑合成发放出来才能产生意识。

丘脑虽然能够合成发放丘觉产生意识,但丘脑不是意识活动的场所,意识也不在丘脑中存在。大脑联络区是丘觉的活动场所,丘觉能够使大脑产生对事物的觉知,产生对事物的"知道""明白"。丘脑通过联络纤维将丘觉发放到大脑联络区,在大脑联络区产生意识。在临床病例中,丘脑、大脑联络区、联络纤维发生了损伤或病变,产生的症状都是一样的,都将导致意识的缺损或丧失。

摄像头将摄取的景物(如一棵树)转换成信号,电脑的处理器经过处理,可以将这棵树显示在屏幕上,但电脑不能知道这是一棵树,也不能产生"树"的意识。眼睛如同摄像头,可以将"树"转换成信息传递到大脑,大脑如同电脑的处理器,可以对视觉信息进行分析,在大脑联络区显示这棵树,但还不能产生"树"的意识,对"树"的意识是丘脑发放的,是丘脑告诉大脑的。丘脑合成"树"的丘觉并发放到大脑联络区,"告诉"大脑这是一棵树,大脑产生对"树"的觉知,于是便产生了对"树"的意识。

用眼睛看到的事物有很多,但眼睛不能将看到的各种事物区分开来。视神经将所有看到的事物全部转化为信息,传递到大脑枕叶,大脑枕叶对这些信号进行分析,将各个事物分离出来,每个事物用一个样本来表示。大脑、小脑、下丘脑、基底核等主要功能都是进行样本的分析产出,不同的脑分析产出不同类型的样本,大脑分析产出的样本与觉察、认识有关,下丘脑产出的样本与情绪有关,小脑、基底核产出的样本与运动指令有关。耳朵也是如此,如同拾音器,能够接收各种音频的信号,但不能将区分一段音频信号中的各个词句,每个词句是由大脑颞叶进行分析产出形成样本。大量的临床病例发现,如果大脑枕叶发生病变,病人就不能知道看到的是什么,甚至什么都看不

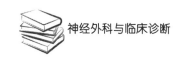

到,如果大脑颞叶发生损伤或病变,病人不能理解话语的含义。枕叶、颞叶的不同功能区发生损伤或病变,会导致不同的样本缺失或丧失,从而导致不同的失认、失读、失写、失听等症状,当然这些功能的缺失在一定程度上是可以弥补的。丘觉一般不会随意合成发放,特别是关于客观事物的丘觉,需要样本激活才能由丘脑合成,样本的分析产出是大脑(还有基底核、小脑、下丘脑、杏仁核等)的功能,大脑有着极其强悍的样本分析功能,通过对视、听、触等信息的分析,产出需要的样本到丘脑,激活丘脑的功能,合成一个相应的丘觉发放到大脑联络区产生意识。

大脑分析产出样本的目的就是激活丘觉进入意识,如果杂乱无章的信息激活丘觉,只能引起意识的昏乱,样本是具有一定意义的条理化信息,大脑经过舍弃无用信息、填补有用信息、放大主要信息、简化次要信息等多种形式的分析,获得一个有意义的完整信息,这个信息与传入信息相匹配,激活丘觉产生清晰意识。

大脑联络区是意识活动的场所,有两个,一个是大脑额叶联络区,一个是大脑后部联络区,这两个联络区都能产生意识。正常状态下,两个联络区的意识活动可以同时存在,并以大脑额叶联络区的意识为主导。大脑额叶联络区是各种意识汇集的场合,在清醒状态下一直处于活动状态,如果大脑额叶联络区不活动,人就一定处于睡眠状态。当大脑额叶联络区的活动被逐步抑制,人就逐步进入睡眠状态,如果大脑额叶联络区突然活动,人也就突然清醒。在大脑额叶联络区休眠时,如果大脑后部联络区单独活动,这时就表现为做梦,也是意识活动的一种形式。

大脑分析产出的样本是表示事物的信息,但样本只是表示事物的信息,相当于一些符号,进入意识还必须有丘觉的支持。丘脑、大脑、小脑、下丘脑、基底核的神经元,通过遗传获得的信息是有限的,能够分析产出的样本以及合成发放的丘觉都是有限的,因此人们的意识范围也是有限的,如人们不能看到暗物质、红外线、紫外线,不能听到超声波、次声波。

由于能够进行样本分析产出的脑众多,大脑额叶、大脑后部、小脑、下丘脑、基底核等都是分析产出样本的结构,而且都是各自独立分析产出样本,常常会导致样本活动、丘觉活动失衡,严重者会导致神经活动异常,产生各种精神病症,如痴迷、偏执狂、精神分裂症、强迫症以及网瘾、毒瘾、赌瘾、烟瘾、酒瘾等。

九、运动控制

生命在于运动,运动是维持生命、完成任务、改造客观世界的基础。各种生命运动、行为活动时时刻刻都在进行,一刻都没有停止过,但大脑并没有时时刻刻都在关注、指挥所有运动,而是在运动进行的同时,主要从事各种学习、思维活动,将正在进行的运动置于脑后,大脑不是具体控制运动的器官,控制、指挥运动的器官主要是纹状体。

丘脑、大脑额叶、纹状体、小脑都与运动有关,各自分工合作,共同完成运动的意向、计划、指挥、控制和执行。丘脑主要合成发放丘觉产生各种运动意识;大脑根据视听等传入信息分析产出样本,这个样本是关于人们应该进行什么样的运动,是完成任务、达到目的的运动意向;纹状体、小脑分析产出的样本是控制运动的程序、指令,纹状体、小脑是运动的具体控制、指挥者。运动的执行是由肢体(如头、手、脚)或效应器来完成的。

丘脑是合成发放丘觉的器官,是"我"的本体器官,大脑联络区是丘觉的活动场所,意识在大脑联络区得以实现。大脑、纹状体、小脑分析产出的运动样本激活丘脑,丘脑根据运动样本合成觉,并发放到大脑联络区,使大脑产生对运动的觉知,也就产生了运动意向,运动意向是意识的一种。运动意识分为三类,一类是来自大脑的运动意向,一类是来自纹状体、小脑的运动前感觉,一类是来自感觉神经元的运动后感觉。

大脑的主要功能就是分析产出样本,大脑额叶是最为高级和重要的器官,包括联络区、运动前区和运动区,大脑额叶、顶枕颞联络区是意识活动的主要区域,可以根据外界环境的需要产生运动意向,明确运动的方向或行为方式,大脑不是运动的具体控制、指挥者,不对运动的程序、指令进行分析,而是交给纹状体、小脑完成,使人们能够集中精力进行各种思维活动。大脑额叶运动区掌管着运动指令、程序的最后发放,运动区将运动程序、指令发放出去即产生运动,运动区服从于联络区,服从于意识,意识可以随时中止运动程序、指令的发放,从而停止运动。

纹状体是运动控制、指挥的主要器官,是运动的具体控制、指挥者。纹状体分析产出的运动样本是控制、指挥运动的程序、指令,运动样本的分析产出服从于运动意向,当大脑联络区产生运动意向后,纹状体、小脑根据运动意向分析产出运动样本。小脑的功能是多方面的,可能参与了意识、感受、运动等多方面的活动,在运动过程中分析产出运动需要的参数,控制运动的细节,对于运动的准确度、精确度起作用。当与外界事物接触时,需要采取合适的行为活动去正确应对,大脑分析产出合乎实际需要的样本,产生运动意向和调动纹状体、小脑控制、指挥运动。大脑根据传入的视听信息分析产出样本,这个样本有两个传出路径,第一条路径是通过联络纤维激活丘脑背内侧核、丘脑枕,丘脑背内侧核、枕合成发放运动丘觉进入意识,是进行运动的意向;另一条路径是通过投射纤维激活纹状体、小脑,纹状体、小脑根据运动意向分析产出运动样本。

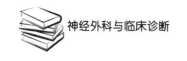
纹状体、小脑的主要功能是分析产出运动样本,这个运动样本的传出路径有三个步骤,通过三个步骤的接力,完成运动的控制、指挥和执行。第一步,纹状体、小脑有传出纤维到丘脑腹前核、腹外侧核,纹状体、小脑分析产出的运动样本通过传出纤维激活丘脑腹前核、腹外侧核的丘觉,再经过丘脑间的纤维联系进入丘脑背内侧核,通过丘脑背内侧核发放到大脑额叶联络区进入意识,大脑联络区是各种意识汇集的场所,这些运动样本在进入意识前还没有执行,只是告诉大脑即将进行的运动,在运动开始前使大脑知道即将进行的运动,大脑可以在运动开始之前随时中止运动,也可以根据形势发展、环境变化随时调整运动意向,使纹状体、小脑分析产出新的运动样本,从而达到调整运动的目的;第二步,丘脑腹前核、腹外侧核的传出纤维到大脑运动区、运动前区,丘脑腹前核、腹外侧核通过传出纤维将运动样本传递到大脑运动区、运动前区;第三步,大脑运动区通过锥体束联系低级运动神经元,运动样本通过锥体束发放到运动神经元,控制、指挥运动的进行,运动前区、运动区受额叶联络区的支配,运动样本的最后发放服从于额叶联络区的意识。

当运动产生后,通过感觉神经元,将运动产生的感觉传入大脑,大脑对运动的执行、完成情况做进一步的分析,形成一个完整的环路。大脑分析产出的样本与纹状体、小脑分析产出的运动样本是不同的,大脑分析产出的样本主要是激活丘觉产生运动意向,是大脑额叶、顶枕颞叶根据外界环境的变化、行为目的、需要完成的任务分析产出的,不能控制、指挥运动。控制、指挥运动的运动样本是纹状体、小脑分析产出的,一方面要激活丘脑腹前核、腹外侧核进入意识,另一方面又是控制、指挥运动的程序、指令。大脑中与运动有关的意识有三个,即运动意向、运动前感觉、运动后感觉。运动意向是需要进行的运动意识,是大脑根据外界环境分析产出的;运动前感觉是即将进行的运动意识,是纹状体、小脑分析产出的运动样本激活丘觉产生的;运动后感觉是运动的效果感觉,是感觉神经元激活丘觉产生的。

纹状体根据运动模型分析产出运动样本,运动模型是通过多次的运动学习、练习形成的。人出生后,没有任何运动技能,在与各种客观事物的不断接触中,在各种动作的不断试探、练习过程中,逐步形成固定的运动模式,建立运动模型,运动模型在本质上仍然是运动样本,只不过这个运动样本是存储在纹状体中。在运动的学习、动作的练习过程中,纹状体一边不断的分析产出运动样本,控制、指挥运动,一边不断地将运动样本存储起来,经过多次反复形成运动模型,是下一次分析运动样本的参照依据。当在纹状体中建立了运动模型,运动可以按照已有的模型自动进行,不需要大脑具体参与,能够脱离意识自动完成,人们常说的习惯以及各种操作技能都是如此。

十、情绪产生

感受是先天遗传的个人倾向,如情绪、嗜好、美感、欲望、动机等。参与感受活动的结构众多,有大脑边缘叶的扣带回、海马结构、梨状叶和隔区等,有丘脑前核、背内侧核等,有下丘脑的众多核群以及杏仁核等,下丘脑除了具有样本分析产出功能,还具有分泌激素的功能。来自于大脑边缘叶的样本激活下丘脑或杏仁核,下丘脑分析产出感受样本,发放到丘脑前核产生感受,还可以通过分泌激素影响意识以及靶器官。

不是所有的样本都能激活下丘脑产生感受,能够激活下丘脑的样本是具有一定倾向性的样本。当大脑分析产出具有一定倾向性的样本后,通过大脑边缘叶的传出纤维发放到下丘脑,下丘脑分析产出感受样本,通过乳头丘脑束发送到丘脑前核,激活丘脑前核合成丘觉,再通过丘脑间的纤维联系发放到背内侧核,产生感受,产生对人和事物的喜好、嗜好、偏爱、欲望、美感、动机以及愉悦和恐惧、兴奋与沮丧等。

下丘脑分析样本的方式与大脑、纹状体、小脑不同,大脑、纹状体、小脑参照分析的模型是通过学习或练习建立的,而下丘脑的参照模型是遗传的,即人们一出生后,感受是按照固有的方式分析产出的,因此,人们的感受主要是天生的,当然,也会受到环境的一定影响而发生改变,但不会发生本质的扭转。

感受是动力之源。感受是人的力量来源,人的一切行为活动或者是外来压力的驱动,或者是受个人感受的驱动。感受主要由遗传决定,就决定了每个人的嗜好、偏爱都是不一样的。

感受和理性(如觉察和认识)由不同的脑独立产生,相互作用又相互斗争,感受与理性经常是矛盾的,二者相互斗争,互不相让,形成人们常说的矛盾心理。感受在一定程度上受理性制约,但在感受强度过大或额叶功能弱化的情况下,导致理性不能占据主导地位,感受控制人的思维和行为,发生精神和行为异常。

产生感受的下丘脑,虽然通过遗传获得了分析模型,不需要通过存储建立分析模型,但可能参与了其他信息的存储功能,特别是大脑边缘叶承担了其他信息的记录存储任务,完成更加重要的记忆功能。

十一、病理生理

人脑有神经细胞140~200亿,在出生时就是已经分化的细胞,不可能再进行分裂繁殖,其数量随年龄增加或种种有害因素只可能减少,不可能增加。大脑的神经细胞生命力很强,可以与人的寿命同时起步,同时终止。由于神经细胞寿命比较长,容易受到内、外环境各种有害因素不断积累所起的损害作用。虽然大脑的神经细胞是不能分

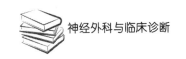

裂繁殖的,但是脑内大量的胶质细胞是可以分裂繁殖的。胶质细胞的数量为神经细胞的10倍,约两千亿个,对维持神经细胞的良好外环境起着主要的作用。神经细胞(神经元)减少主要由神经细胞凋亡(程序性细胞死亡)或坏死性死亡所致。细胞凋亡意指像秋天的树叶凋谢一样。细胞在一定的生理或病理条件下,遵循自身的程序,自己结束其生命,最后细胞脱落离体或裂解为若干凋亡小体,而被其他细胞吞噬。细胞凋亡整个形态学变化的过程大概分为三个阶段。首先是诱导期,核的变化。核仁崩解形成数个染色较深的斑块;在核膜的内表面,染色质边缘形成一些新月形的较为密集的斑块,继之核固缩。与此同时细胞体积缩小,密度增加,细胞表面微绒毛消失,核膜内陷。第二阶段效应期,内陷的核膜包被染色质的团块,形成细小的膜被颗。细胞膜进一步内陷皱折,在细胞膜表面形成如同水沸腾时出现的泡状结构,包被核裂解形成的膜被颗粒,形成凋亡小体。第三阶段降解期,死亡细胞的大部分或全部形成凋亡小体,并被所在部位的巨噬细胞或邻周细胞所识别、清除和吞噬。

细胞坏死性死亡通常是由突然及严重的损伤,诸如严重的缺血、炎症、感染、物理性、化学性损伤或其他的创伤形成的,造成细胞急速死亡而结束生命。其损伤的形态特征首先是细胞膜通透性增加,细胞外形发生不规则变化,内质网扩张,核染色质不规则的转移,进而线粒体及核肿胀,溶酶体破裂,胞质外溢,这种死亡过程常常引起炎症反应。坏死的细胞常是成群的细胞一起丢失,并最终被巨噬细胞所吞噬。而细胞凋亡是细胞内在的有规律的机制所引起,它可由某些因素诱导但不是坏死性所改变。如上所述,细胞凋亡的过程不导致溶酶体及细胞膜破裂,没有细胞膜内容物外溢,故不引起炎症反应。因此细胞凋亡系清洁的细胞死亡。

(一)科学用脑

损害大脑的十个不良习惯:

长期饱食:导致脑动脉硬化、脑早衰和智力减退等现象。

轻视早餐:不吃早餐使人的血糖低于正常供给,对大脑的营养供应不足,久之对大脑有害。

甜食过量:甜食过量的儿童往往智商较低。这是因为减少对高蛋白和多种维生素的摄入,导致机体营养不良,从而影响大脑发育。

长期吸烟:常年吸烟使脑组织呈现不同程度萎缩,易患老年性痴呆。

睡眠不足:大脑消除疲劳的主要方式是睡眠。长期睡眠不足或质量太差,只会加速脑细胞的衰退,聪明的人也会糊涂起来。

少言寡语:经常说富有逻辑的话也会促进大脑的发育和锻炼大脑的功能。

空气污染:大脑是全身耗氧量最大的器官,只有充足的氧气供应才能提高大脑工作效率。

蒙头睡觉:随着棉被中二氧化碳浓度升高,氧气浓度不断下降,长时间吸进潮湿空气,对大脑危害极大。

不愿动脑:思考是锻炼大脑的好方法。不愿动脑的情况只能加快脑的退化,聪明人也会变得愚笨。

带病用脑:在身体不适或患疾病时,勉强坚持学习或工作,不仅效率低下,而且容易造成大脑损害。

(二)智力影响

人的智力是有差别的,但归根结底是大脑功能的差别。大脑的化学物质绝大部分是先天生就的,但也有后来形成的,可以说人脑的聪明才智是二者的"合金"。科学研究结果表明,人的智慧是遗传因素和环境因素相互作用的结果。因此,要使人们的下一代更加聪明,就要提高人口质量,坚持优生优育。从化学角度来看,培育聪明的大脑,需要有良好的化学条件。研究表明,近亲联姻,夫妻双方或一方有智力缺陷,醉酒后受精等,对胎儿发育来说都是一种恶劣的化学环境。胎儿大脑的发育速度是相当惊人的。前三个月,其脑神经细胞竟以每分钟几十万个的速度增长。自 7 个月至 9 个月期间,主要是支持细胞体的神经纤维的发育并完善神经细胞间的联络体系。这段时间内,母亲应当有足够量的蛋白质、脂肪和碳水化合物以及各种维生素,同时要保持安定愉快的情绪,切忌焦虑、惊吓、生气和悲伤。

终日焦虑的孕妇,脑中的肾上腺素会大量增加,从而使血管收缩,导致胎儿胆战心惊,心跳增快,大脑供血时急时慢。新生胎儿脑的平均重量为 390 克,出生后,大脑迅速发育。到 3 岁左右,平均为 1100 克。而成年人的脑重约 1400 克,这就是说,一个人的大脑的重量的 80% 是在 3 岁以前形成的。所以一些专家指出,在这段时间内,蛋白质对婴幼儿脑的发育是至关重要的。

当蛋白质摄入量充足时,脑中的儿茶酚胺浓度增加,去甲肾上腺素传递活跃,而去甲肾上腺素与大脑的学习、记忆关系十分密切。日本在战后提倡更多地食用动物蛋白,特别是水产蛋白,使人体素质和寿命得到很大提高,如今已超越欧美,居世界领先地位。专家们还指出,胎儿和儿童的食物中如果缺乏蛋白质,会对大脑的智力产生灾难性影响,并把这种影响传给下一代,直至第三代才能恢复正常。蛋白质的来源仅仅依靠粮食是远远不够的。因为构成蛋白质所需的 20 种氨基酸没有哪一种粮食能够全部提供。因此,不少国家,特别是发达国家都有专供孕妇和儿童食用的强化食品,以

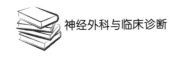

保证人口的整体素质。

第三节　脊髓

人和脊椎动物中枢神经系统的一部分,在椎管里面,上端连接延髓,两旁发出成对的神经,分布到四肢、体壁和内脏。脊髓的内部有一个 H 形(蝴蝶型)灰质区,主要由神经细胞构成;在灰质区周围为白质区,主要由有髓神经纤维组成。脊髓是许多简单反射的中枢。

一、组成结构

脊髓是中枢神经的一部分,位于脊椎骨组成的椎管内,

呈长圆柱状,人的脊髓全长 41～45 厘米。上端与颅内的延髓相连,下端呈圆锥形随个体发育而有所不同,成人终于第一腰椎下缘或第二腰椎上部(初生儿则平第三腰椎)。临床上作腰椎穿刺或腰椎麻醉时,多在第 3～4 或第 4～5 腰椎之间进行,因为在此处穿刺不会损伤脊髓。

(一)神经

脊髓两旁发出许多成对的神经(称为脊神经)分布到全身皮肤、肌肉和内脏器官。脊髓是周围神经与脑之间的通路。也是许多简单反射活动的低级中枢。脊柱外伤时,常合并脊髓损伤。严重者脊髓损伤可引起下肢瘫痪、大小便失禁等。

脊髓位于椎管内,呈圆柱形,前后稍偏,外包被膜,它与脊柱的弯曲一致。脊髓的上端在平齐枕骨大孔处与延髓相连,下端平齐第一腰椎下缘,长约 40～45cm。脊髓的末端变细,称为脊髓圆柱。自脊髓圆柱向下延为细长的终丝,它已是无神经组织的细丛,在第二骶椎水平为硬脊膜包裹,向下止于尾骨的背面。

脊髓的全长粗细不等,有两个膨大部,自颈椎第四节到胸椎第一节称颈膨大;自胸椎第九节至第十二节称腰膨大。

脊髓的表面有前后两条正中纵沟分为对称的两半。

前面的前正中裂较深,后面的后正中沟较浅。此外还有两对外侧沟,即前外侧沟和后外侧沟。前根自前外侧沟走出,由运动神经纤维组成;后根经后外侧沟进入脊髓,由脊神经感觉神经元的中枢突所组成。每条后根在与前根会合前,有膨大的脊神经节。腰、骶、尾部的前后根在通过相应的椎间孔之前,围绕终丝在椎管内向下行走一段

较长距离,它们共同形成马尾。在成人(男性)一般第一腰椎以下已无脊髓,只有马尾。

脊髓的横切面,显有位于中央部的灰质和位于周围部的白质;颈部的脊髓,灰质和白质都很发达。

(二)灰质

灰质,呈蝴蝶形或"H"状,其中心有中央管,中央管前后的横条灰质称灰连合,将左右两半灰质联在一起。灰质的每一半由前角和后角组成。前角内含有大型运动细胞,其轴突贯穿白质,经前外侧沟走出脊髓,组成前根。颈部脊髓的前角特别发达,这里的前角细胞发出纤维支配上肢肌肉。后角内的感觉细胞,有痛觉和温度觉的第二级神经元细胞,并在后角底部有小脑本体感觉径路的第二级神经元细胞体(背核)。灰质周缘部和其联合细胞以其附近含有纤维的白质构成所谓的脊髓的固有基束,贯穿于脊髓的各节段,并在相当程度上保证完成各种复杂的脊髓反射性活动。

(三)白质

脊髓的白质主要由上行(感觉)和下行(运动)有髓鞘神经纤维组成(纵行排列),分为前索、侧索和后索三部分。

(四)前索

前索位于前外侧沟的内侧,主要为下行纤维束,如皮质脊髓(锥体)前束、顶盖脊髓束(视听反射)、内侧纵束(联络眼肌诸神经核和项肌神经核以达成肌肉共济活动)和前庭脊髓束(参与身体平衡反射)。两侧前索以白质前连合相互结合。

(五)侧索

侧索位于脊髓的侧方前外侧沟和后侧沟之间,有上行和下行传导束。上行传导束有脊髓丘脑束(痛觉、温度觉和粗的触觉纤维所组成)和脊髓小脑束(本体感受性冲动和无意识性协调运动)。下行传导束有皮质脊髓侧束亦称锥体束(随意运动)和红核脊髓束(姿势调节)。

(六)后索

后索位于后外侧沟的内侧,主要为上行传导束(本体感觉和一部分精细触觉)。颈部脊髓的后索分为内侧的薄束和外侧的楔束。

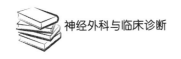
二、主要功能

（一）反射功能

脊髓是神经系统的重要组成部分,其活动受脑的控制。来自四肢和躯干的各种感觉冲动,通过脊髓的上行纤维束,包括传导浅感觉,即传导面部以外的痛觉、温度觉和粗触觉的脊髓丘脑束、传导本体感觉和精细触觉的薄束和楔束等,以及脊髓小脑束的小脑本体感觉径路。这些传导路径将各种感觉冲动传达到脑,进行高级综合分析;脑的活动通过脊髓的下行纤维束,包括执行传导随意运动的皮质脊髓束以及调整锥体系统的活动并调整肌张力、协调肌肉活动、维持姿势和习惯性动作,使动作协调、准确、免除震动和不必要附带动作的锥体外系统,通过锥体系统和锥体外系统,调整脊髓神经元的活动。脊髓本身能完成许多反射活动,但也受脑活动的影响。

脊髓发生急性横断损伤时,病灶节段水平以下呈现弛缓性瘫痪、感觉消失和肌张力消失,不能维持正常体温,大便滞留,膀胱不能排空以及血压下降等,总称为脊髓休克。损伤一至数周后,脊髓反射始见恢复,如肌力增强和深反射亢进,对皮肤的损害性刺激可出现有保护性屈反射。数月后,比较复杂的肌反射逐渐恢复,内脏反射活动,如血压上升、发汗、排便和排尿反射也能部分恢复。膀胱功能障碍一般分为三个阶段,脊髓横断后,由于膀胱逼尿肌瘫痪而使膀胱括约肌痉挛,出现尿潴留;2～3周以后,由于逼尿肌日益肥厚,膀胱内压胜过外括约肌的阻力,出现溢出性尿失禁;到第三阶段可能因腹壁肌挛缩,增加膀胱外压而出现自动排尿。

脊髓半侧切断综合征表现为病灶水平以下,同侧以上运动神经元麻痹,关节肌肉的振动觉缺失,对侧痛觉和温度觉消失;在病灶侧与病灶节段相当,有节段性下运动神经元麻痹和感觉障碍。由于切断后索,病灶节段以下,同侧的本体感觉和两点辨别觉消失。由于切断锥体束,病灶节段水平以下,同侧出现上运动神经元瘫痪;由于锥体外系统的抑制作用被阻断,而脊髓后根传入冲动的作用明显,因而肌张力增强,深反射亢进,趾反射变为?趾背屈。由于切断脊髓丘脑束,在对侧,相当于病灶节段以下一或二脊髓节段水平以下,痛觉和温度觉消失。由于切断节段的后根受累,同侧出现节段性感觉消失;而由于对上位节段产生刺激,于感觉消失区的上方,有节段性感觉过敏。由于侧角受累,可以出现交感神经症状,如在颈8节段受损害,同侧颜面、头颈部皮肤可有血管运动失调征象和霍纳综合征(瞳孔缩小、眼裂狭小和眼球内陷)。

脊蛙反射实验是指蛙在没有脑而只有脊髓的情况下,可以出现搔扒反射,而在没有脑、脊髓又受损的情况下,不能出现搔扒反射。这表明脊髓具有反射功能。

同时,脊髓里的神经中枢也是受大脑控制的,人能有意识地控制排便和排尿就是一个例证。婴幼儿因大脑的发育尚未完善,对排尿道的抑制能力较弱,所以排尿次数多,而且容易发生夜间遗尿现象。

（二）传导功能

脊髓除具有反射功能外,还有什么功能?仍以成人排尿反射为例来说明。当尿液在膀胱内积存到一定量时,就会刺激膀胱壁上的感受器,使感受器产生神经冲动;神经冲动经过传入神经传到脊髓的排尿中枢;同时,神经冲动经过神经纤维向上传到大脑,使人产生尿意。在适宜的外界环境下,由大脑发出神经冲动经过神经纤维传到脊髓的排尿中枢,神经冲动再沿着传出神经到膀胱,引起排尿反射。如果外界环境不适宜（比如在课堂上）,大脑就暂时抑制脊髓中的排尿中枢而不排尿。可见,脊髓还具有传导功能。

（三）运动功能

屈肌对侧伸肌反射:

肢体的皮肤受到伤害性刺激时,该侧肢体出现屈曲运动,关节的屈肌收缩而伸肌弛缓,称为屈肌反射。屈肌反射具有保护性意义,使肢体屈缩而避开伤害性刺激。屈肌反射的强度与刺激强度有关,例如足部较弱的刺激只引起踝关节的屈曲;刺激强度加大时,则膝关节和髋关节也可发生屈曲。如刺激强度更大,则可在同侧肢体发生屈肌反射的基础上,出现对侧肢体伸展的反射,称为对侧伸肌反射。动物的一侧肢体屈曲,对侧肢体伸直,以利于支持体重,维持姿势。屈肌反射与对侧伸肌反射的中枢均在脊髓。

（四）牵张反射

当骨骼肌受到外力牵拉而伸长时,能反射地引起受牵拉的同一块肌肉发生收缩,称为牵张反射。由于牵拉的形式不同,肌肉收缩的反射效应也不相同,因此牵张反射又可分为腱反射和肌紧张两种类型。

（五）调节功能

由于交感神经和部分副交感神经发源于脊髓侧角和相当于侧角的部位,因此脊髓是部分内脏反射活动的初级中枢。在脊髓颈部第五节段以下离断的动物,手术后暂时丧失反射活动的能力,进入无反应状态,这种现象称为脊髓休克。脊髓休克的主要表现为:在横断面以下的脊髓所支配的骨骼肌紧张性减低甚至消失,血压下降,外周血管扩张,发汗反射不出现,直肠和膀胱中粪和尿积聚,说明动物躯体与内脏反射活动均减

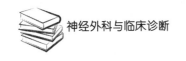

退以至消失。以后,脊髓反射活动可以逐渐恢复,恢复的迅速与否,与动物种类有密切关系;低等动物如蛙在脊髓离断后数分钟内反射即恢复,在犬则需几天,而在人类则需数周以至数月(人类由于外伤等原因也可出现脊髓休克)。反射恢复过程中,首先是一些比较简单、比较原始的反射先恢复,如屈肌反射、腱反射等;然后才是比较复杂的反射逐渐恢复,如对侧伸肌反射等。反射恢复后的动物,血压也逐渐上升到一定水平,动物可具有一定的排粪与排尿反射,发汗反射甚至亢进。这些均说明脊髓可以完成部分内脏反射活动,例如血管张力反射(维持血管紧张性以保持一定的外周阻力)、排便反射、排尿反射、发汗反射等。但是,这种反射调节功能是初级的,不能很好适应生理功能的需要;例如,基本的排尿反射可以进行,但排尿不能受意识控制,而且排尿也不完全。所以,内脏活动更完善的调节必须有较高级中枢的参与。

三、形态特征

脊髓位于椎管内,其前端在枕骨大孔处于延髓相连,后端止于荐骨中部。呈背腹略扁圆柱状。椎动物背部正中从前向后走行的白色素状物。与脑相连,并和脑一起构成中枢神经系统。它和脑都是由神经管分化产生的。其中心有纵行的连接脑室的中央管(analis centralis),围着中央管的灰质构成脊髓的内层,外层由白质构成。

脊髓表面有 6 条纵沟,前面正中的沟较深称前正中裂(anterior median fissure),后面正中的沟较浅称为后正中沟(posterior median sulcus)。前后正中两条纵沟把脊髓分为对称的两半。在前正中裂和后正中沟的两侧,分别有成对的前外侧沟和后外侧沟。在前后外侧沟内有成排的脊神经根丝出入,是由位于前灰柱的前柱细胞发出运动神经纤维形成,出前外侧沟的根丝形成 31 对前根(腹根)(anterior root),入后外侧沟的根丝形成 31 对由感觉神经形成的后根(背根)(posterior root)。在后根上有膨大的脊神经节(spinal ganglia)。前后根在椎间孔处汇合成 1 条脊神经,由椎间孔出椎管。

与每对脊神经前后要相连的一段脊髓称为一个脊髓节段(segments of spinal cord),因此脊髓分为 31 个节段:8 个颈段(C),12 个胸段(T),5 个腰段(L),5 个骶段(S)和 1 个尾段(Co)。

按脊髓的节段出入脊髓,构成脊神经的末梢神经。在外侧柱有属于植物性神经系统的神经细胞。整个脊髓外面为与脑膜相连的脊髓膜包围,进而被保藏在纵贯整个柱的椎管内。脊髓的横切面,头索类的呈三角形,圆口类的呈扁椭圆形,高等脊椎动物的为椭圆形。板鳃类,由于其髓鞘发达,故其灰质与白质可明显地区分开来。

两栖类以上的脊椎动物,在其发出前、后肢神经的部位已变为粗大,分别形成起自颈髓第 4 节段到胸髓第 1 节段的部分组成的颈膨大(intumesentia cervicalis)和自腰髓第 2 节段到骶髓第 3 节段组成的腰膨大(intu – mensentia lumbalis)。

在胚胎 3 个月以前,脊髓和椎管的长度大概相等,所有脊神经根几乎都呈直角伸向相应的椎间孔,从胚胎第 4 个月起,脊髓的生长速度比脊柱缓慢,脊髓长度短于椎管,而其上端连接脑处位置固定,结果使脊髓节段的位置由上向下逐渐高出相应的椎骨,神经要向下斜行一段才达相应的椎间孔。腰、骶、尾段的神经要在未出相应的椎间孔之前,在椎管内垂直下行,围绕终丝形成马尾(cauda equina)。因此脊髓的长度与椎管的长度并不一致,成人的脊髓终止于第 1 腰椎,只有浸泡在脑脊液中的马尾和终丝,故临床上常在第 3、4 腰椎棘突之间进行腰椎穿刺。腰神经、骶神经和尾神经在椎管的不同高度的位置上伸出椎间孔,呈束状走向末梢。

四、主要病变

(一)急性脊髓炎

急性脊髓炎是非特异性炎症引起脊髓白质脱髓鞘病变或坏死,导致急性横贯性脊髓损害,也称为急性横贯性脊髓炎,以病损水平以下肢体瘫痪、传导束性感觉障碍和尿便障碍为临床特征。

急性脊髓炎亦称急性非特异性脊髓炎,同病变常为脊髓横贯性损害,故又称横贯性脊髓炎。本病属常见的脊髓疾病,一年四季各地均有散在病例发生,但以夏秋季较多,冬季少见,多数病例来自农村。

(二)脊髓损伤

脊髓损伤是一种致残率高、后果严重的疾病,直接或间接暴力作用于脊柱和脊髓皆可造成脊髓损伤。脊髓损伤占全身损伤的 0.2% ~ 0.5%,据估计其发病率每年约为人/100 万人口。在房屋,矿山、公路、坑道倒塌事故中相当多见,在地震灾害中发病率高达 10%,多伴发于脊柱外伤与骨折,在脊柱骨折脱位中伴发脊髓损伤的约占 20%。

和平时期的脊髓损伤多见于砸伤、摔伤、跌落伤、交通事故和运动性损伤等,绝大多数为闭合性损伤。战时脊髓损伤多为枪炮弹片伤、爆炸性损伤和刀刺伤,常为开放性损伤。虽然损伤局限,因与外界变通,感染的危险较大。

对脊髓损伤的处治原则是尽可能恢复脊髓功能,预防各种并发症的发生,闭合复位,保持肯柱的稳定性,进行椎板切除和脊髓前路减压术,重建脊髓性瘫痪的感觉、运动功能.恢复病人的劳动力和有效地降低残疾率。

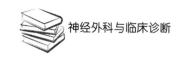

（三）脊髓肿瘤

椎管内肿瘤（intraspinaltumor）包括起源于椎管内不同组织如脊髓、神经根脊膜或椎骨的各种瘤样病变。小儿椎管内肿瘤的发病率较颅内肿瘤明显降低,其中成人较为常见的脊膜瘤和神经纤维瘤在儿童尤为罕见而胚胎残余组织的肿瘤（上皮样囊肿和皮样囊肿）则好发于儿童期。椎管内肿瘤可发生在脊椎的任何节段临床主要表现为肿瘤所在平面的神经根损害及该水平以下的长束受累的症状和体征。

椎管内肿瘤是指生长在椎管内的各种组织如脊髓、脊膜、神经根、血管和脂肪组织的原发性或继发性肿瘤。

椎管内肿瘤的发生率据国外统计为 2.5 人/10 万人口,国内约占神经系统疾病住院病人的 2.5% 。与颅内肿瘤相比为 1:6～10.7）。如按脊髓和脑体积的比值 1:8 计算,两者发生肿瘤的机会是相当的。因此椎管内肿瘤并非少见,而且绝大多数是良性肿瘤,如能及早诊治,疗效是满意的。

（四）脊髓空洞症

脊髓空洞症,顾名思义就是脊髓内有空洞形成,是一种缓慢进展的脊髓退行性病变。大部分学者认为本病由先天性发育异常所致,空洞的形成可能是由于机械因素,在压力影响下脑脊液从蛛网膜下腔沿着血管周围间隙进入脊髓内所造成,由于脊髓形成病理性空洞并有胶质生成,所以其正常的功能如感觉传导、运动传导、躯体营养反射活动等就会发生明显的障碍。此外本病也可以发生在延髓,出现延髓空洞症。

第四节　神经

神经（Nerve）是由聚集成束的神经纤维所构成,而神经纤维本身构造是由神经元的轴突外被神经胶质细胞所形成的髓鞘包覆;其中许多神经纤维聚集成束,外面包着由结缔组成的膜,就成为一条神经。神经系统主要由三大系统组成,即中枢神经系统、脑神经、脊神经。各系统之间以中枢神经系统为中心,分工协同,共同实现心理功能。

一、基本概念

在这里之所以用神经而省去了系统,是因为神经本身就是个系统概念。按生理心理学定义,神经是由神经元构成的系统,即神经系统。其中神经元就是神经这个系统基本的功能结构单位。

神经元是生理层次的物质,即特殊的细胞,不妨称为神经细胞。撇开脑神经元、脊髓神经元、中枢神经系统的具体差别来看,

神经元由细胞体和突起构成。神经细胞突起分为轴突和树突。神经元较长的突起被髓鞘和神经膜包裹,构成神经纤维。(若被髓鞘和神经膜共同包裹称为有髓神经纤维,若仅为神经膜所包裹则为无髓神经纤维。)

神经元结构包括细胞体、树突、轴突、髓鞘、施旺细胞、兰氏结等。髓鞘是由施旺细胞(Schwann's cell)或其他类型的神经支持细胞形成的,施旺细胞具有吞噬能力,可清除细胞残渣,提供神经元重生的空间;施旺细胞(Schwann's cell)其出现在周围神经系统,形成髓鞘以将周边神经系统的神经元所伸出的轴突进行绝缘包覆,施旺细胞间会留有间隙,被称之为兰氏结,以跳跃式传导的方式使得神经讯号的传导速度得以加快。

髓鞘不会包覆整个轴突,包绕在神经元的轴突外部的物质,每隔一段距离便有中断部分,形成一节一节的形状,中断的部分称为"兰氏结"(Ranvier's node).髓鞘一般只出现在脊椎动物的轴突,髓鞘知道的功能有三:一是提供轴突与周围组织,例如相邻的轴突之间的电气绝缘,以避免干扰;二是通过一种称为"跳跃式传导"的机制来加快动作电位的传递;三是在一些轴突受损的情况下引导轴突的再生。神经元的轴突包覆着髓鞘,兰氏结是神经元上每隔数毫米就会出现的没有髓鞘的部分。跳跃传导学说认为,因为在兰氏结之间的结间区的电阻极高,而在结区的电阻极低,并且轴突膜仅在结区可接触细胞外液,所以,局部电流必须在兰氏结处穿出膜在髓鞘处形成回路,进行跳跃式传导。

神经纤维之间纵横交错,是构成神经系统的必要条件,具有信息采集与发送功能,表现为心理层面的刺激与反应;神经细胞体是神经元中基本的信息存储与处理单元;经过初步处理的信息,通过神经纤维按层次传递,直至达到脑干,进行最后的总处理,然后将处理的结果返回到感觉器官,最终通过效应器或腺体执行,产生生理反应。

之所以说神经元是构成神经的必要条件,是因为:在神经纤维内部,信息传输大都采用生物电脉冲的方式,但各神经元的神经纤维之间并非直接相连的,而是被其他物质隔开,比如乙酰胆碱等等。这其实是新的结构层次或者环节,不再详细叙述。生物电到了相邻神经纤维之间,会转变为化学信号,通过物质载体进行过渡,再转化为电信号。因此,完整的神经不仅包括中枢神经系统、脑神经、脊髓神经等不同的神经,还需要包括中间的化学介质。

二、神经细胞

神经元(neuron)是一种高度特化的细胞,是神经系统的基本结构和功能单位,它

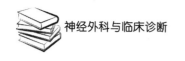
具有感受刺激和传导兴奋的功能。

（一）神经元的组成

神经元由胞体和突起两部分构成。

胞体的中央有细胞核，核的周围为细胞质，胞质内除有一般细胞所具有的细胞器如线粒体、内质网等外，还含有特有的神经元纤维及尼氏体。

神经元的突起根据形状和机能又分为树突和轴突。树突较短但分支较多，它接受冲动，并将冲动传至细胞体，各类神经元树突的数目多少不等，形态各异。每个神经元只发出一条轴突，长短不一，胞体发生出的冲动则沿轴突传出。

（二）神经元的分类

根据突起的数目，可将神经元从形态上分为假单极神经元、双极神经元和多极神经元三大类。

根据神经元的功能，可分为感觉神经元、运动神经元和联络神经元。感觉神经元又称传入神经元，一般位于外周的感觉神经节内，为假单极或双极神经元，感觉神经元的周围突接受内外界环境的各种刺激，经胞体和中枢突将冲动传至中枢；运动神经元又名传出神经元，一般位于脑、脊髓的运动核内或周围的自主神经节内，为多极神经元，它将冲动从中枢传至肌肉或腺体等效应器；联合神经元又称中间神经元，是位于感觉神经元和运动神经元之间的神经元，起联络、整合等作用，为多极神经元。

1. 神经元的连接

神经元间联系方式是互相接触，而不是细胞质的互相沟通。该接触部位的结构特化称为突触，通常是一个神经元的轴突与另一个神经元的树突或胞体借突触发生机能上的联系，神经冲动由一个神经元通过突触传递到另一个神经元。

2. 神经元的传递

当神经末梢有神经冲动传来时，突出前膜内的突触小泡受到刺激，就会释放一种化学物质——神经递质。神经递质经扩散通过突触间隙，然后与突触后膜（另一个神经元）上的特异性受体结合，引发突触后膜电位变化，即引发一次新的神经冲动。这样，兴奋就从一个神经元通过突触传递到了另一个神经元。

三、神经系统

（一）组成

神经系统是由神经细胞（神经元）和神经胶质所组成。

神经胶质（neuroglia）数目是神经元10～50倍，突起无树突、轴突之分，胞体较小，胞质中无神经元纤维和尼氏体,不具有传导冲动的功能。神经胶质对神经元起着支持、绝缘、营养和保护等作用,并参与构成血脑屏障。

（二）分类

神经系统分为中枢神经系统和周围神经系统两大部分。

中枢神经系统包括脑和脊髓。脑和脊髓位于人体的中轴位,它们的周围有头颅骨和脊椎骨包绕。这些骨头质地很硬,在人年龄小时还富有弹性,因此可以使脑和脊髓得到很好的保护。脑分为端脑、间脑、小脑和脑干四部分。大脑还分为脊左右两个半球,分别管理人体不同的部位。髓主要是传导通路,能把外界的刺激及时传送到脑,然后再把脑发出的命令及时传送到周围器官,起到了上通下达的桥梁作用。周围神经系统包括脑神经、脊神经和自主神经。脑神经共有 12 对,主要支配头面部器官的感觉和运动。人能看到周围事物,听见声音,闻出香臭,尝出滋味,以及有喜怒哀乐的表情等,都必须依靠这 12 对脑神经的功能。脊神经共有 31 对,其中包括颈神经 8 对,胸神经 12 对,腰神经 5 对,骶神经 5 对,尾神经 1 对。脊神经由脊髓发出,主要支配身体和四肢的感觉、运动和反射。

（三）自主神经

自主神经,是能够自动调整与个人意志无关的脏器的作用和功能的神经。例如,肺部的呼吸管理、心脏的跳动、肠胃的消化吸收作用等都是有自主神经控制的。

在自主神经中,可分为交感神经和副交感神经,交感神经可以促进心脏等循环系统的活动,却不可控制胃等消化系统的活动。副交感神经,对于循环器官起抑制作用,而对于消化系统起促进作用。在这两个神经系统中,当一方起正作用时,另一方则起副作用。很好的平衡协调和控制身体的金恩格,这便是自主神经的功能。

如果自主神经系统的平衡被打破,那么便会出现各种各样的功能障碍。这被称为自主神经失调症。例如:交感神经功能异常增强和持续时,循环系统的机能亢进,便出现了心悸、憋气、血压升高的症状。相反,由于交感神经的金恩格低下便会引起消化不良、食欲不振的症状。

当副交感神经的紧张状态长时间持续时,便会出现身体倦怠,站立时头晕目眩,容易疲劳等症状。

因为自主神经是贯通全身的,因此自主神经的症状也是遍及全身的,除去像前述的那些症状之外,还会出现头痛、头晕、畏寒、低血压、呕吐、便秘、腹泻、失眠、肥胖、消瘦、肩周炎、目眩、手脚发痛、胸部有压迫感等症状。这些症状不适当而恩出现的,而是

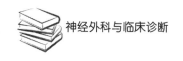

若干症状汇合后出现的,这便是自主神经失调的症状的特征之一。

四、神经末梢

周围神经纤维的终末部分终止于全身各种组织或器官内,形成各式各样的神经末梢,按其功能可分感觉神经末梢和运动神经末梢两大类。

（一）感觉神经末梢

感觉神经末梢是感觉神经元(假单极神经元)周围突的终末部分,该终末与其他结构共同组成感受器。感受器能接受内、外环境的各种刺激,并将刺激转化为神经冲动,传向中枢,产生感觉。感觉神经末梢按其结构可分游离神经末梢和有被囊神经末梢两类。

1.游离神经末梢

结构较简单,较细的有髓或无髓神经纤维的终末部分失去施万细胞,裸露的轴突末段分成细支,分布在表皮、角膜和毛囊的上皮细胞间,或分布在各型结缔组织内,如骨膜、脑膜、血管外膜、关节囊、肌腱、韧带、筋膜和牙髓等处。此类末梢感受冷、热、轻触和痛的刺激。

2.被囊神经末梢

外面均包裹有结缔组织被囊,它们的种类很多,常见的有如下几种:

（1）触觉小体:又称 Meissner 小体,分布在皮肤真皮乳头内,以手指、足趾的掌侧的皮肤居多,感受触觉,其数量可随年龄增长而减少。触觉小体呈卵圆形,长轴与皮肤表面垂直,外包有结缔组织囊,小体内有许多横列的扁平细胞。有髓神经纤维进入小体时失去髓鞘,轴突分成细支盘绕在扁平细胞间。

（2）环层小体:又称 Pacinian 小体,体积较大(直径 1~4mm),卵圆形或球形,广泛分布在皮下组织、肠系膜、韧带和关节囊等处,感受压觉和振动觉。小体的被囊是由数十层呈同心圆排列的扁平细胞组成,小体中央有一条均质状的圆柱状。有髓神经纤维进入小体失去髓鞘,裸露轴突穿行于小体中央的圆柱体内。

（3）肌梭:是分布在骨骼肌内的梭形小体,长约 1~7mm,外有结缔组织被囊,内含若干条细小的骨骼肌纤维称梭内纤维。梭内肌纤维的中段肌浆较多,肌原纤维较少,有些肌纤维的细胞核排列成串,有些肌纤维的细胞核聚集在中段而使中段膨大。感觉神经纤维进入肌梭时失去髓鞘,其轴突细支呈环状包绕梭内肌纤维的两端。肌梭是一种本体感受器,主要感受肌纤维的伸缩变化,在调节骨骼肌的活动中起重要作用。

（二）运动神经末梢

运动神经末梢是运动神经元的长轴突分布于肌组织和腺内的终末结构,支配肌纤维的收缩和腺的分泌。神经末梢与邻近组织共同组成效应器。运动神经末梢又分躯体和内脏运动神经末梢两类。

1. 躯体运动神经末梢

分布于骨骼肌内,神经元的胞体位于脊髓灰质前角或脑干,轴突很长,离开中枢神经系统后成为躯体传出(运动)神经纤维,其中小部分细有髓神经纤维供应肌梭内的梭内肌纤维,其余大部分粗有髓神经纤维均分布于骨骼肌(梭外肌)。有髓神经纤维抵达骨骼肌时失去髓鞘,其轴突反复分支,每一分支形成葡萄状终末与一条骨骼肌纤维建立突触连接,此连接区域呈椭圆形板状隆起,称运动终板或神经肌连接。一条有髓运动神经纤维支配的骨骼肌纤维数目多少不等,少者 1～2 条,多者可分支支配上千条;而一条骨骼肌纤维通常只有一个轴突分支支配。一个运动神经元的轴突及其分支所支配的全部骨骼肌纤维合称一个运动单位。在电镜下,运动终板处的肌纤维含丰富的肌浆,有较多的细胞核和线粒体,肌纤维表面凹陷成浅槽,突终末嵌入浅槽内。槽底肌膜即突触后膜,它又凹陷成许多深沟和皱褶,使突触后膜的表面积增大,突触后膜上有乙酰胆碱 N 型受体。轴突终末与肌膜之间的间隙为突触间隙,与肌膜相对的轴膜是突触前膜,它富含电位门控钙通道。轴突终末内有大量圆形突触小泡,内含神经递质乙酰胆碱。还有许多线粒体和一些微管、微丝等。当神经冲动到达运动终时,轴突终末突触前膜上的电位门控钙通道开放,Ca^{2+} 进入轴突终末内,促使突触小泡移附于突触前膜,并藉出胞作用释放其内的乙酰胆碱到突触间隙。大部分乙酰胆碱分子与肌膜(突触前膜)上的乙酰胆碱 N 型受体结合,引起与受体偶联的化学门控钠通道开放,大量 Na^+ 进入肌浆内,使肌膜两侧离子分布发生变化而产生兴奋,从而引起肌纤维的收缩。

2. 内脏运动神经末梢

分布于内脏及心血平滑肌、心肌和腺上皮细胞等处。内脏运动神经属自主神经系统的一部分,它从中枢到效应器的通路一般由两个神经元组成。第一个神经元称节前神经元,胞体位于脊髓灰质侧角或脑干,轴突称节前纤维。第二个神经元称节后神经元,胞体位于自主神经节可神经丛,轴突组成节后纤维。节前纤维离开中枢进入自主神经节或神经丛,与节后神经元的胞体或树突建立突触连接。节后纤维离开自主神经节或神经丛,分布到内脏及血管的平滑肌、心肌和腺细胞,成为内脏运动神经末梢。这类神经纤维较细,无髓鞘,其轴突终末分支常呈串珠样膨体(varicosity)。它是与效应

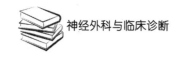

细胞建立突触的部位。膨体内有许多圆形或颗粒型突触小泡,圆形清亮突触小泡含乙酰胆碱,颗粒型突触小泡含去甲肾上腺素或肽类神经递质。

根据末梢膨体内突触小泡释放神经递质的不同,可把内脏运动神经纤维分为胆碱能、肾上腺素能和肽能纤维。所有节前纤维都属胆碱能纤维,节后纤维则因交感神经和副交感神经而不同。交感神经的节后纤维是肾上腺素能或肽能纤维,或一种纤维既是肾上腺素能又是肽能的;副交感神经的节后纤维则是胆碱能或肽能纤维,或一种纤维既是胆碱能又是肽能的。与内脏运动神经末梢膨体接触的效应的细胞膜(突触后膜)上有相应的神经递质的不同类型受体,膨体释放的神经递质与不同类型受体结合,可引起效应细胞不同的生理效应。

五、神经实验

(一)神经横切片——观察和了解一条神经的结构

1. 低倍镜观察

在整个神经的外面包有一层结缔组织,为神经外膜,其中含有血管及脂肪细胞等,血管随神经外膜的结缔组织伸入神经内,将神经分成许多大小不等的神经纤维束,包在每个神经纤维束周围的结缔组织为神经束膜,在每个神经纤维束内看到许多小圆圈,即为神经纤维的横切面.每条神经纤维周围还包以一薄层纤细的结缔组织,为神经内膜。

2. 高倍镜观察

每条神经纤维在横切面上呈粗,细不等的圆圈状结构,此圆圈状结构即为神经膜;在圆圈状结构的中央有紫红色的圆点,此圆点即为轴突;在轴突外面围以浅红色网状或无色的区域,即为髓鞘。如果切片正切到神经膜细胞的胞核,则可见染成蓝紫色的胞核。

六、神经疾病

(一)神经衰弱

西医认为是超负荷的体力或脑力劳动引起大脑皮层兴奋和抑制功能紊乱,而产生神经衰弱综合征。中医认为七情,即:喜、怒、忧、思、悲、恐、惊等不良情感会诱发疾病。而现代医学研究证明:神经衰弱多是抑郁症。神经衰弱在临场上一般表现为:脑力不足、精神倦怠、对内外刺激的敏感、情绪波动、易烦易怒、缺乏忍耐性、紧张性疼痛、失眠、多梦、心理生理障碍等,这严重影响了现代人的生活质量,让我们一起来了解这种疾病,使自己的心身得到放松,从疾病中解脱出来。神经衰弱综合征又称类神经衰弱或脑衰弱综合征,与神经衰弱是两个不同的疾病概念,不能混为一谈。

神经衰弱综合征是指某些慢性躯体疾病所引起的类似神经衰弱的症状群。其发生发展、病程经过及预后,均决定于躯体疾病本身,随着躯体疾病的好转和全身状况的恢复,类似神经衰弱的症状亦随之消失。临床检查,可有相关的躯体疾病体征,相应的辅助检查也有阳性发现。如慢性肝炎引起神经衰弱综合征,查体可有肝病面容及肝脏肿大、压痛,实验室检查可有肝功能异常,超声波检查有肝实质变化等。

（二）老年疾病

神经系统的某些疾病可出现程度不同的睡眠障碍,但产生睡眠障碍的机制不明,可能与病变累及睡眠调节结构,或由于疾病（如脑血管病导致瘫痪等）长期卧床引起睡眠觉醒节律紊乱,或睡眠障碍本身就是疾病的主要表现（如家族性致死性失眠）,或由于病症产生的各种不适（如睡眠相关性头痛）干扰了睡眠。本章就神经系统疾病相关性睡眠障碍分别予以介绍。

痴呆相关性睡眠障碍是指临床上存在认知功能障碍的脑部慢性进展性变性疾病出现的睡眠紊乱。痴呆相关性睡眠障碍常见于阿尔茨海默病、血管性痴呆、皮克（Pich）病和正常颅压脑积水等。

病因与发病机制:痴呆患者出现的睡眠紊乱和日落综合征反映了交叉上核和其他睡眠维持系统的神经变化,引起神经生物学变化,使睡眠觉醒周期的调节功能受累,导致睡眠破坏,快速眼球运动睡眠和非快速眼球运动睡眠第3、4期百分比下降。痴呆程度越重,睡眠觉醒周期紊乱越显著。反之,睡眠觉醒周期紊乱又可加重痴呆患者的认知功能的障碍。痴呆患者褪黑素分泌节律紊乱可能是产生睡眠障碍的重要机制之一。另外,痴呆相关性睡眠障碍也与社会活动不足、接受日照减少和增龄等因素有关。

临床表现:痴呆患者睡眠障碍表现为入睡困难、晨间早醒、睡眠维持能力明显下降、睡眠中频繁出现觉醒、睡眠呈片段性。由于夜间的睡眠破坏,导致日间瞌睡或过度睡眠。患者睡眠紊乱特征性表现为日落综合征,即多于傍晚或深夜出现神志恍惚或意识模糊、漫游、焦急、不安、激惹与好斗,严重者出现谵妄。夜间发作的意识模糊常在REMS后的觉醒期出现。睡眠紊乱一般见于痴呆发生后,日落综合征常见于痴呆后期,并可呈间歇性发作。

（三）多导睡眠图

多导睡眠图常见睡眠结构紊乱,片段化睡眠增多,睡眠效率降低。总睡眠时间缩

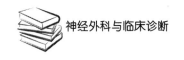

短,NREMS 第3、4期比例减少,REMS 时间减少,REMS 潜伏期不确定。NREMS 第2期成分发生变化,睡眠纺锤波和 K 综合波减少。白天出现过度睡眠。上述表现为痴呆程度呈线性关系。

一般治疗:无论是住在家中或养老院中的痴呆患者,都应制定出合适的作息时间表,平时应该遵守睡眠卫生原则,限制白天小睡,维持夜间睡眠环境的稳定,不要经常变换睡眠场所。在日间应尽量让患者多暴露在阳光下,尤其是在日出及日落时,这对于维持患者正常的睡眠觉醒周期具有十分重要的作用。

褪黑素治疗:褪黑素对于治疗痴呆相关性睡眠障碍患者的睡眠节律失调疗效良好。每日睡前 2h 服用普通释放型或控释型褪黑素 1mg 能够有效地改善痴呆相关性睡眠障碍患者的睡眠主诉,表现为睡眠潜伏期缩短、睡眠中觉醒次数减少、睡眠效率与睡眠质量提高。药物治疗:痴呆相关性睡眠障碍患者的治疗应当尽量避免使用长效苯二氮类药物,否则可能加重精神错乱与认知功能障碍。对于患者出现的各种精神行为症状可以选择应用抗精神病药物治疗,如使用小剂量利培酮、奥氮平、奎硫平等,以控制激越、攻击行为等精神症状,但不能长期应用。

(四)睡眠障碍

帕金森病相关性睡眠障碍是指一组临床表现为运动减少、震颤和肌强直的神经系统变性病症出现的睡眠紊乱。在睡眠障碍国际分类中,本组疾病包括帕金森病、药物诱发的帕金森病、夏德雷格综合征、多系统变性、纹状体黑质变性、进行性核上性麻痹(帕金森肌萎缩痴呆复合型和脑炎后帕金森综合征等)。

病因与发病机制:帕金森病相关性睡眠障碍的发生与疾病所致睡眠中枢结构和递质变化有关,运动障碍本身可产生各种睡眠问题,治疗药物也可破坏昼夜节律和睡眠觉醒周期,导致夜间失眠,日间疲劳和睡眠过多。另外,帕金森病患者存在与增龄有关的睡眠能力下降,伴发的抑郁症状也影响睡眠障碍的发生。

临床表现:帕金森病患者临床最常见的睡眠相关症状为入睡困难,翻身困难,无辅助时不能起床,下肢痛性痉挛,尿频,生动的梦境、梦魇,后背痛和幻视等。其特征性的睡眠异常是觉醒次数显著增加,导致睡眠片段化,白天表现为瞌睡增多,偶见睡眠觉醒周期颠倒。帕金森病患者经药物治疗后可能改变或加重已有的睡眠障碍,甚至产生新的睡眠问题。药物诱发的睡眠障碍常见于采用左旋多巴和溴隐亭治疗的帕金森病患者,可表现为生动的梦境(服药早期多见)、睡眠中发出牙牙学语声、睡眠期震颤、睡行症、夜间不自主肌阵挛以及睡眠觉醒周期紊乱等。帕金森病患者也可出现夜惊。

（五）神经性皮炎

焦虑、疲劳、过度紧张、兴奋、忧郁、急躁以及生活环境的改变，都可能是神经性皮炎的诱因。除此之外过敏体质、搔抓、局部刺激、衣领的摩擦、多吃刺激性食物等，也有可能引起神经性皮炎。

七、临床意义

神经的损伤可能肇因于物理性创伤、肿胀（例：腕隧道综合征）、自体免疫性疾病（例：格林－巴利综合征）、感染（神经炎）、糖尿病，或是神经周围的血管损失。当神经因外伤或怀孕的影响而受到压迫时，可能引起根神经病变（radiculopathy；pinched nerves）。神经损伤或根神经病变常见的表征有疼痛、麻木、虚弱，或瘫痪。病患可能会在离实际神经受损部位相当远处感受到以上的症状，此一现象称为牵涉痛（referred pain）。牵涉痛的发生是因为当神经受损时，不只是受损部位，而是此条神经接受讯息的整个范围均会受到影响。

神经学家常以体检来诊断神经的各种症状。体检包含了多种检查，包括反射作用、行走及其他动作、肌肉强度、肌肉运动知觉，及触觉。在此初步的测试后，可进一步进行其他检测，例如神经传导检查（nerve conduction study，NCS）和肌电图（electromyography，EMG）。

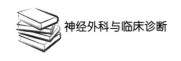

第三章 神经系统疾病定位诊断

神经系统包括:中枢神经系统(脑、脊髓)和周围神经系统(颅神经、脊神经)两个部分。中枢神经主管分析、综合、归纳由体内外环境传来的信息,周围神经主管传递神经冲动。

神经病学,是研究神经系统(中枢神经和周围神经)疾病与骨骼肌疾病的病因、发病机制、病理、症状、诊断、治疗、预后的一门学科。

神经系统损害的主要表现:感觉、运动、反射障碍,精神、语言、意识障碍,自主神经功能障碍等。

神经系统疾病诊断有三个步骤:

详细的临床资料:即询问病史和体格检查,着重神经系统检查。

定位诊断:(根据神经系统检查的结果)用神经解剖生理等基础理论知识来分析、解释有关临床资料,确定病变发生的解剖部位。(总论症状学的主要内容。)

定性诊断:(根据病史资料)联系起病形式、疾病的发展和演变过程、个人史、家族史、临床检查资料,综合分析,筛选出初步的病因性质(即疾病的病因和病理诊断)。(各论各个疾病单元中学习的内容。)

辅助检查:影像学有 CT、MR、SPECT、PET、DSA 等;电生理有 EEG、EMG、EP 等;脑脊液检查。

第一节 感觉系统

一、感觉分类

(一)特殊感觉

嗅、视、味、听觉。

（二）一般感觉

①浅感觉——痛觉、温度觉、触觉。

②深感觉——运动觉、位置觉、震动觉等。

③皮层觉（复合觉）——实体觉、图形觉、两点辨别觉、定位觉等。

二、感觉的解剖生理

1. 感觉的传导路径

一般感觉的传导路径有两条：①痛温觉传导路，②深感觉传导路。

它们都是由三个向心的感觉神经元连接组成，但它们在脊髓中的传导各有不同。

第一神经元：均在后根神经节

第二神经元：（发出纤维交叉到对侧）

（1）痛觉、温度觉：后角细胞。

（2）深感觉：薄束核、楔束核。

（3）触觉：一般性同（1），识别性同（2）。

第三神经元：均在丘脑外侧核。

感觉的皮质中枢：在顶叶中央后回（感觉中枢与外周的关系呈对侧支配）

2. 节段性感觉支配

（头颈）耳顶联线后 C2、颈部 C3、肩部 C4。

（上肢）桡侧 C5 - 7、尺侧 C8 - T2。

（躯干）胸骨角 T2、乳头线 T4、剑突 T6、肋下缘 T7 - 8、脐 T10、腹股沟 T12 - L1。

（下肢）大腿前 L2 - 3、小腿前 L4 - 5、下肢后侧 S1 - 3、肛门周围 S4 - 5。

3. 周围性感觉支配

了解周围性支配的特点。

4. 髓内感觉传导的层次排列

有助于判断脊髓（髓内、外）病变的诊断。

三、感觉障碍的性质、表现

（一）破坏性症状

1. 感觉缺失

对刺激的感知能力丧失。

（1）完全性感觉缺失：各种感觉全失。

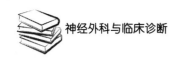
（2）分离性感觉障碍：同一部位某种感觉缺失，而其他感觉保存。

2.感觉减退（刺激阈升高）

（二）刺激性症状

1.感觉过敏

轻微刺激引起较强的感觉。

2.感觉过度

感觉障碍基础上，感觉刺激域增高，反应强烈，时间延长。

3.感觉异常

麻、木、针刺、蚁爬、束带等。

4.疼痛

局部、放射、牵涉性等。

四、感觉障碍类型

（一）末梢型

四肢远端性、对称性，伴周围性瘫（多发性神经炎）。

（二）神经干型

受损神经所支配的皮肤各种感觉障碍，伴周围性瘫痪（单神经损害：正中神经损害、股外侧皮神经炎）。

（三）后根型

节段性各种感觉障碍，伴神经根痛[放射性剧痛（颈椎病致 C5－6 神经根损害）]。

（四）脊髓型

1.脊髓横贯性损害

损害平面以下各种感觉障碍（脊髓炎、压迫症）。

2.脊髓半切综合征（Brown－SequardSyndrome）

同侧深感觉障碍（伴肢体瘫痪），对侧痛温觉障碍（髓外肿瘤、脊髓外伤）。

（五）脑干型（脑血管病、肿瘤、炎症）

1.延髓（一侧）病损时

交叉性感觉（痛温觉）障碍（同侧面部、对侧躯体）。

2.中脑、脑桥病变

对侧偏身感觉障碍，多伴交叉性瘫痪。

（六）丘脑型

对侧偏身感觉障碍,常伴自发性疼痛和感觉过度。

（七）内囊型

"三偏":对侧偏身感觉障碍,伴偏瘫、同向偏盲。

（八）皮质型

对侧单肢感觉障碍。

①刺激性:感觉型癫痫发作。

②破坏性:感觉减退、缺失。

第二节　运动系统

神经病学所讲的"运动",指的是骨骼肌的运动。

神经运动系统是由四个部分组成:

①下运动神经元;②上运动神经元;③锥体外系统;④小脑系统。

随意运动系统

一、解剖生理

由上、下(两级)运动神经元组成。

（一）运动中枢

中央前回。躯体皮质定位顺序。

（二）上运动神经元(锥体束)

从运动中枢神经元(大锥体细胞)发出的神经纤维组成了锥体束(锥体系)。

锥体束实际上是由皮质脑干(延髓)束和皮质脊髓束两部分的传导束组成。

（三）下运动神经元

脑干的运动神经核细胞,脊髓的前角细胞。

运动中枢与肢体的关系是:对侧支配关系。

二、临床表现

肌力:是指肌肉自主(随意)收缩的能力。

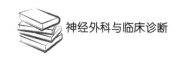

肌力的减弱或消失,称为:"瘫痪"。肌力完全丧失,称为完全性瘫痪;肌力不完全丧失,称为不完全性瘫痪。

（一）肌力分级（6 级计分法）

①0 度完全瘫痪;②Ⅰ度仅有肌肉有轻微收缩,而无肢体运动;③Ⅱ度只能平移运动;④Ⅲ度能作抬高运动,不能对抗外力;⑤Ⅳ度能抵抗阻力运动;⑥Ⅴ度正常肌力。

（二）瘫痪的性质

上、下运动神经元瘫痪的鉴别诊断,中枢性瘫痪周围性瘫痪,肌张力增高减低,腱反射增强减弱或消失,病理反射有无,肌萎缩无明显。

（三）瘫痪的形式

①单瘫,②偏瘫,③交叉瘫,④截瘫,⑤四肢瘫。

三、瘫痪的定位诊断

（一）中枢性瘫痪

1. 皮质型

（1）刺激性:对侧肢体乍克逊癫痫发作。

（2）破坏性:（"单瘫"）。

2. 内囊型（"三偏"）

对侧肢体偏瘫,伴偏身感觉障碍、同向偏盲。

3. 脑干型（"交叉瘫"）

同侧颅神经瘫,及对侧身体中枢性瘫。

（1）中脑:Weber 综合征（同侧动眼神经麻痹,对侧肢体偏瘫）。

（2）脑桥:Millard - Gubler 综合征（同侧展、面神经麻痹,对侧肢体偏瘫）。

4. 脊髓型（"截瘫""四肢瘫"）

无颅神经损害,损害平面以下的肢体瘫痪,常伴传导束型感觉障碍。

（1）高颈段（C1 - 4）:四肢中枢性瘫。

（2）颈膨大（C5 - T1）:上肢周围性瘫,下肢中枢性瘫。

（3）胸段（T2 - 12）:下肢中枢性瘫。

（4）腰膨大（L1 - S2）:下肢周围性瘫。

脊髓半切征（Brown - Sequard 综合征）:同侧肢瘫及深感觉障碍,对侧痛、温觉障碍。

（二）周围性瘫痪

①前角型：节段性弛缓性瘫，无伴感觉障碍，可伴肌束或肌纤维颤动。

②前根型：节段性弛缓性瘫，常伴根痛和节段性感觉障碍。

③末梢型：四肢远端性对称性弛缓性瘫伴感觉障碍。

第三节　锥体外系统

一、解剖生理

锥体外系统（纹状体）的主要功能：①调节身体的姿势；②维持（动作时）一定的肌张力；③负担半自动的刻板的及反射性的运动（如走路时两臂摇摆等联带动作、表情运动、防御反应、饮食动作等）。

二、临床表现

锥体外系统病变时，产生肌张力变化和不自主运动两大类症状。

（一）旧纹状体病变（又称：肌张力增高－运动减少综合征）

病变部位：黑质、苍白球。

表现为：肌张力增高（铅管样，或齿轮样），运动减少，静止性震颤。

（二）新纹状体病变（又称：肌张力降低－运动增多综合征）

病变部位：尾状核、壳核。

表现为：肌张力减低，运动增多（不自主运动）。

第四节　小脑系统

一、解剖生理

小脑的主要功能：协调随意运动，维持身体平衡，调节肌肉张力。其中，小脑半球与肢体是同侧支配关系。

二、临床表现

小脑病变的主要症状是：共济失调，平衡障碍，肌张力减低。

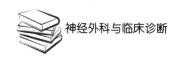

（一）小脑中线（蚓部）损害

头、躯干、双下肢共济失调;醉汉步态;言语障碍。（多见于小脑蚓部髓母细胞瘤）

（二）小脑半球损害

引起同侧肢体的共济失调（意向性震颤）,上肢较下肢重,精细动作最重;眼球震颤;肌回跳现象阳性。（见于小脑肿瘤、星形胶质细胞瘤等）。

第五节　反射

反射是最简单、也是最基本的神经活动。它是机体对刺激的非自主反应。

反射最基本的解剖学基础是反射弧。反射弧包括 5 个部分,即:

①感受器、②传入神经元、③连络神经元、④传出神经元、⑤效应器。

因为每个反射弧都是通过它自己固定的脊髓节段、和传入、传出的周围神经,所以,通过对反射的检查,可以帮助了解或判断神经系统损害的部位。故其对定位诊断有着重要的意义。

一、深反射

指肌肉受到突然的牵引后引起的急速收缩反应。临床上常通过刺激（叩击）肌腱引起这种反射,又称为腱反射、肌牵张反射。以下有几种反射都属于深反射:

①肱二头肌反射,②肱三头肌反射,③桡骨膜反射,④膝反射,⑤踝（跟腱）反射。

（一）深反射减弱或消失

①周围性瘫痪;②肌肉疾病（如周期性瘫痪、重症肌无力）;③神经性休克;④深昏迷、深睡、深麻醉,或大量镇静;⑤某些健康人（另外:精神紧张、注意力集中于检查部位者,可转移注意力克服）。

（二）深反射增强

①锥体束损害（因为深反射正常情况下受锥体束的抑制。常伴反射区扩大）。
②某些神经肌肉兴奋性增高的疾病:（神经症、甲亢、手足搐搦症、破伤风等）。

二、浅反射

指刺激皮肤、黏膜、角膜所引起的肌肉急速收缩反应。浅反射有以下几种:

①腹壁反射,②提睾反射,③肛门反射,④浅反射减弱或消失。

第六节　大脑损害的定位诊断

一、额叶

（一）精神障碍（额叶前部）

记忆减退，注意力不集中，智能障碍，个性与人格改变，情绪改变，甚至定向障碍、痴呆，大小便也不能自理。

（二）癫痫（中央前回刺激性病变）

（三）单瘫或偏瘫（中央前回破坏性病变）

（四）运动性失语（左侧额下回后部）

（五）失写（左侧额中回后部）

（六）两眼同向侧视障碍（额中回后部）

（七）强握与摸索反射（额叶后部）

（八）尿潴留伴截瘫（旁中央小叶）

（九）Foster – Kennedy 综合征（一侧额底肿瘤）

（十）共济失调（额桥小脑束）

二、顶叶

（一）感觉性癫痫（中央后回刺激性）

（二）偏身感觉障碍（中央后回破坏性）

（三）失用（双侧）（左缘上回）

（四）失读（左角回）

（五）体象障碍（右侧顶叶）

1. 自体失认

不能认识对侧身体存在。

2. 病觉缺失

否认左侧偏瘫存在(偏瘫无知症)。

(六)触觉忽略

同时触觉刺激,病灶对侧不知。

(七)对侧同向下象限盲(视辐射上部)

(八)Gerstmann 综合征(主侧角回)

手指失认症,失写症,失左右定向症,失算症。

三、颞叶

(一)感觉性失语(主侧颞上回后部)

(二)颞叶癫痫(钩回,等)

(三)精神症状

主要为人格改变,情绪异常。类偏狂、记忆障碍,精神迟钝。

(四)健忘性失语(主侧颞中、下回后部)

(五)对侧同向上象限盲(视辐射下部)

(六)听觉障碍(颞上回后部或听觉联络区)

四、枕叶(左顶枕区)

视觉障碍:同向偏盲、幻视、视觉失认。

语言障碍(主侧半球):

分类受损部位临床表现:

①运动性失语额下回后部(Broca 区)能理解别人言语,但说不出话来。

②感觉性失语颞上回后部(Wernicke 区)听觉正常,但听不懂别人及自己的讲话。

③完全性失语 1 + 2 不能理解别人的言语,亦说不出话来。

④命名性失语颞叶中、下回后部能讲述物品的用途,但不能讲出该物的名称。可跟别人说出该物名,但很快就忘记。

⑤失写症额中回后部手无瘫痪或共济失调,但不能书写。

第七节　神经系统疾病定位诊断

神经系统包括:中枢神经系统(脑、脊髓)和周围神经系统(颅神经、脊神经)两个部分。中枢神经主管分析、综合、归纳由体内外环境传来的信息,周围神经主管传递神经冲动。

神经病学,是研究神经系统(中枢神经和周围神经)疾病与骨骼肌疾病的病因、发病机制、病理、症状、诊断、治疗、预后的一门学科。

神经系统损害的主要表现:感觉、运动、反射障碍,精神、语言、意识障碍,自主神经功能障碍等。

神经系统疾病诊断有三个步骤:

详细的临床资料:即询问病史和体格检查,着重神经系统检查。

定位诊断:(根据神经系统检查的结果)用神经解剖生理等基础理论知识来分析、解释有关临床资料,确定病变发生的解剖部位。(总论症状学的主要内容。)

定性诊断:(根据病史资料)联系起病形式、疾病的发展和演变过程、个人史、家族史、临床检查资料,综合分析,筛选出初步的病因性质(即疾病的病因和病理诊断)。(各论各个疾病单元中学习的内容。)

辅助检查:影像学有 CT、MR、SPECT、PET、DSA 等;电生理有 EEG、EMG、EP 等;脑脊液检查。

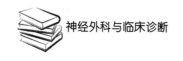

第四章　一般诊疗技术

第一节　神经外科病案记录

一、神经外科病人的病史采集

准确系统地采集神经外科病人的病史是正确诊断疾病的首要条件,必须给予充分的重视,应在临床工作中认真执行。病史的采集应始终遵循客观、真实、公正的态度进行,耐心倾听病人的陈述,避免暗示,条理清晰。一份符合诊断需要的病历主要包括下述几个方面的内容:

（一）一般项目

病历史博物馆号、姓名、性别、年龄、身份证号、籍贯、住址、职业、工作单位、家属姓名及地址、联系电话、入院日期、病史采集日期、病史提供者和可靠程度等。

（二）主诉

记录病人此次就诊的主要原因及时间。对意识障碍、儿童或智力障碍的病人,可询问家属获得主诉。主诉应简洁、精炼、重点突出,不要用医学术语来表示。

（三）现病史

1. 起因或诱因

许多神经外科疾病都有明确的发生时间、地点和环境,如颅脑外伤的病案应重点记录外伤经过、受伤时间、致伤原因、头颅着力部位及运动方向等;又如癫痫病人可以出现意识障碍、抽搐突然发作,发病时间很明确,在吃饭、睡觉、走路、交谈、休息等任何情况下均可发作;而脑肿瘤多数起病隐匿,缺少明确的发病时间、诱因等。

2. 起病形式

即急性、亚急性或慢性起病,有无进行性加重,是发作性还是周期性的。多数血管性疾病、炎症、外伤是急性起病,而肿瘤、神经系统变性疾病是慢性起病的。

3. 神经系统疾病的常见症状

包括意识障碍、头痛、眩晕、言语障碍、瘫痪、感觉障碍、视力障碍、视物成双、听力下降、吞咽困难、抽搐、精神异常、智能障碍、不自主活动、走路不稳、尿便障碍、睡眠障碍、晕厥等。

4. 症状发生的顺序

对定位诊断帮助较大，先出现的症状多数与原发病灶有关。如髓外硬脑膜下肿瘤病人，先出现一侧神经根刺激症状，以后相继出现该侧肢体无力、对侧肢体麻木、感觉减退、大小便障碍，此时病变部位应考虑在肢体无力一侧的脊髓，感觉障碍平面提示脊髓受损节段。

5. 症状严重程度

有无缓解、加重、复发，如头痛，可以是轻微胀痛，不影响工作和学习；也可以是剧烈疼痛，伴喷射性呕吐、夜间痛醒。

6. 伴随症状

脑外伤病人受伤后的意识状态、昏迷时间；有无中间清醒期、有无近事遗忘、伤后有无头痛、呕吐和抽搐等。对可疑有颅内压增高的病人，应询问发病时间、头痛的性质、部位及与休息的关系；是否伴有恶心、呕吐、视力障碍等；病后神经系体征及其他症状，如肢体力弱、语言障碍等出现的顺序及进展情况。有癫痫发作史的病人，应重点记载首次发作时的年龄，有无先兆。抽搐发作开始部位，每次发作的持续时间及间隔时间，全身性还是局限性发作，是强直性还是阵挛性。抽搐发作时有无意识丧失、双眼上翻、口吐白沫、误咬唇舌、大小便失禁等。还要详细记载是否系统使用抗癫痫药物、疗效如何。

7. 其他系统疾病

脑血管意外的病人要询问有无高血压、糖尿病、癫痫及服用抗凝药物史，发病诱因、病后症状及病情进展，以及有无类似发作史。

8. 诊断治疗经过

脑肿瘤病人可以在整个病程中相对一段时期保持稳定，没有加重或反而减轻，但整个病程是慢性进行性加重的。对以往的检查结果和诊断，必须去伪存真，科学分析。

(四)既往史

包括心血管疾病、内分泌代谢疾病、感染性疾病、外伤手术、中毒、过敏、肿瘤、免疫性疾病、输血病史。许多儿童病人需特别询问生长发育病史，如母亲怀孕期有无严重感染、缺氧、子痫；是否高龄初产、足月顺产；有无窒息、发绀、惊厥、黄疸；小儿何时会说

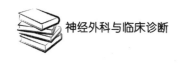

话走路、学习成绩如何、儿时生过何病等,这些对许多遗传性疾病、先天性畸形、脑性瘫痪等疾病有较高诊断价值。

(五)个人史

指病人主要个人经历,如文化程度、职业、工种、出生地、烟酒嗜好、吸毒、性病、生活爱好、曾经去过何地等。

(六)家族史

对于确诊神经系统遗传性疾病十分重要。如家族中有无肿瘤、癫痫、偏头痛、肌萎缩、近亲结婚、与病人类似的症状。

二、神经外科病人的体格检查

(一)常规系统全身体格检查

包括头部、面部、颈部、肢体、脊柱等部分。

(二)神经系统检查

应进行神经系统的全面检查,对危急病人应重点检查生命体征、意识、瞳孔、眼底、眼姿、肢体活动深浅反射和病理反射。

第二节 辅助检查

一、一般实验室检查

应进行血型、血尿常规检查,血钾、血钠。对准备手术的病人应做出凝血时间测定,有条件的单位应行凝血功能检查。肝、肾功能、乙型肝炎标记物、丙型肝炎抗-HCV 抗体、HIV 抗体检查;对怀疑有颅内感染、如无腰椎穿刺禁忌征,可行腰椎穿刺及脑脊液常规检查,以及糖、蛋白、氯化物定量和细菌学检查。对有内分泌障碍的病人,应检查内分泌功能,如血清泌乳素、生长激素、皮质醇、性激素、甲状腺功能和血糖等测定。

二、影像学检查

应常规进行头颅 CT 检查,椎管内病变需拍摄脊柱正、侧位及相应某些特殊位置的 X 线片。根据病情选择 MRI 检查或脑血管造影等。X 线平片对于诊断颅骨骨折,

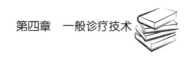

颅内金属异物等疾病仍有重要意义。

三、心、肺功能检查

心电图、超声心动图，胸部X线平片。

四、其他检查

经颅多普勒、颈部超声、脑电图、脑干体感及运动诱发电位，脑血流图、单光子发射体层扫描（SPECT），正电子发射体层扫描（PET）检查等，可视临床需要和医院条件选用。

五、手术切除

手术切除的病变，以及穿刺抽吸的囊液等标本，应进行化验及/或病理学检查。申请单中需描述术中肉眼所见。

第三节 术前常规准备

①签署手术知情同意书：术前向病人家属（病人）讲清手术目的、达到的预期效果、可能的术后并发症。如病变不能根治，术后病变可能复发以及手术意外等问题。讲清手术治疗的大致费用，特别是一些手术所需特殊器械、材料及方法的费用等。征得病人家属（病人本人）的同意，双方签字。

②签署输血意外知情同意书：除老幼病人外，尽量采用自体输血，对良性病变，如外伤、动脉瘤、动静脉畸形等手术，术中自体血回吸收。如可能输异体血，应向家属（病人）说明输血可能发生的意外，如过敏反应、肝炎等，并签署输血意外知情同意书。

③麻醉医师术前访视病人，并签署麻醉意外知情同意书。

④酌情备血。

⑤术区备皮；术前一日晚10时后禁食水；对特殊病人术前一日晚可给予镇静剂以消除紧张。

⑥拟选用的各种抗生素、特殊检测剂（如碘剂）和一些麻醉剂的术前敏感试验。

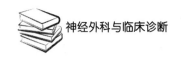

第四节　术后处理

①转运病人时防止震动病人头部。

②全麻术后,病人应放入 ICU 病房观察。

③根据手术情况,每 30～120 分观察一次病情,包括生命体征、神志。

④鞍区手术应特别注意记录出入量。

⑤术后 6 小时病人仍不清醒,应进行 CT 检查。

⑥根据病情给予脱水、激素、抗癫痫治疗等。

⑦继续对术前合发症的治疗。

⑧切口无渗出,可不更换敷料。切口 5～7 天拆线。

⑨若病人术后 5 天仍体温升高,应及时行腰椎穿刺检查,并送脑脊液的常规、生化、细菌培养＋药物敏感试验,选择适宜的抗生素,控制感染。如确有颅内感染,可每日腰椎穿刺释放脑脊液,或行腰椎穿刺蛛网膜下腔持续引流,直至脑脊液检查细胞数正常为止。

⑩对中老年病人以及大手术耗时较多的病人,应常规采取预防静脉血栓栓塞(VTE)的措施。静脉血栓包括深静脉血栓形成(DVT) 和 肺血栓栓塞(PE)。物理性预防措施有 IPC(间歇气压装置)以及 GCS(梯度压力弹力袜)。药物预防措施有 LDUH(低剂量普通肝素)或术后给予 LMWH(低分子量肝素),但高出血风险患者慎用抗凝药。

第五节　出院医嘱

①明确休息时间。

门诊复查时间,复查时包括神经系统体格检查,根据具体情况进行必要的神经电生理和神经影像学检查。

②出院后继续使用的药物,要求具体写出药名、剂量、使用方法;用药持续时间。

③是否需要放射治疗,化疗。

④是否需要其他专科继续治疗。

⑤一些需要特别交代的事宜。

第五章 颅脑损伤诊疗

第一节 一般原则

和平时期颅脑损伤多见于交通事故、厂矿事故;自然灾害,坠落、跌倒、爆炸、火器伤以及各种钝、利器对头部的伤害。常与身体其他部位的损伤合并存在。

一、急诊脑外伤病人接诊处置

监测生命体征,观察意识状态,尤其是神志瞳孔等重点体征变化,询问病情,确定GCS 评分及分型。全身检查,确定有无胸、腹、脊柱、四肢复合伤,及时行头颅 CT 检查,做出初步诊断以及适当的急诊处置。根据病情,决定就地抢救或直接进入手术室施行急诊手术。

二、救治原则

抢救生命(心-肺-脑复苏),解除脑疝,止血,预防感染,复合伤的治疗。

三、各种类型的急诊手术

头皮和颅骨损伤的清创手术,血肿钻孔引流术,标准开颅血肿清除术。

四、综合治疗

如降低颅内压,改善脑循环,激素类制剂(如甲泼尼龙,地塞米松)和止血药物的使用,预防性使用抗菌素,水电解质平衡,全身营养与能量支持。

五、危重病人抢救及监护

有休克的头部外伤应在急诊就地抗休克治疗。头皮外伤应简单止血包扎后再转送。保持呼吸道通畅,怀疑合并颈椎损伤者应佩带颈托。

六、康复治疗

预防和对症治疗各种外伤后并发症,高压氧,锻炼神经功能和认知能力的恢复,精

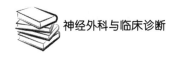

神心理治疗。

第二节 头皮损伤诊疗

一、头皮血肿

头皮血肿多因钝器伤及头皮所致,按血肿出现于头皮内的具体层次可分为皮下血肿、帽状腱膜下血肿和骨膜下血肿三种。一般较小的头皮血肿,无须特殊处理,经过1～2周多能自行吸收。较大的血肿常需穿刺抽除同时局部压迫包扎。穿刺治疗无效,血肿不消或继续增大时,可切开清除血肿并止血。对合并颅骨骨折的骨膜下血肿,要注意并发颅内血肿的可能。凡已经感染的血肿均需切开引流。

(一)诊断

1. 临床表现

(1)局部肿块:皮下血肿一般体积小,有时因血肿周围组织肿胀隆起,中央相对凹陷,易误认为凹陷性颅骨骨折。帽状腱膜下血肿,因帽状腱膜组织疏松可蔓及范围较广。骨膜下血肿其特点是局限于某一颅骨范围内,以骨缝为界。

(2)休克或贫血:帽状腱膜下血肿可蔓延至全头部,小儿及体弱者可导致休克或贫血。

2. 辅助检查

(1)实验室检查:

①血常规化验:了解机体对创伤的反应状况,有无继发感染。

②血红蛋白下降表明出血严重。

(2)影像学检查:

①头颅 X 线平片,包括正位、侧位和血肿部位切线位平片。

②必要时可考虑行头颅 CT,以除外颅内异常。

(二)治疗

1. 非手术治疗

较小的头皮血肿在 1～2 周左右可自行吸收,巨大的血肿可能需要 4～6 周吸收。采用局部适当加压包扎,有利于防止血肿继续扩大。为避免感染,一般不采用穿刺抽吸。

2.手术治疗

小儿的巨大头皮血肿出现明显波动时,为促进愈合,在严密消毒下可行穿刺抽吸,其后加压包扎。包扎的松紧要适当,过松起不到加压作用,过紧可能导致包扎以下疏松组织回流障碍,出现眶内及耳后积血。

二、头皮裂伤

头皮裂伤是钝性物体通过打击、砸压、撕裂或头部撞击钝性物体造成头皮组织的裂创。表现为头皮组织断裂,伴有不同程度的出血。钝性暴力造成 的头皮挫裂创的形态常因致伤物形状的不同 而有差异,多呈条形、不规则形、半月形或星芒状。其创口不规则,常伴有擦伤和挫伤;创缘不整齐,常呈细微齿状、内卷;创角较钝,创壁凹凸不平,有明显血液浸染,而且创内两壁间有组织间桥相连,还可见头发、泥沙或碎砖屑等异物嵌入创腔内,检查时要注意收集保存。当头发受到强大暴力牵 拉时,可使头皮连同帽状腱膜与其下方的疏 松结缔组织层分离,造成头皮广泛性撕脱。此种撕脱主要发生在长发特别是有发辫者, 以及车祸时轮胎碾压头部。撕脱常从枕部发 际开始,可撕至额部。锐器切割、砍击亦可 形成头皮裂伤,切创和砍创有时可在骨膜上 留下划痕或砍痕。

（一）临床表现

1.活动性出血

接诊后常能见到自头皮创口有动脉性出血。

2.休克

在创口较大、就诊时间较长的病人可出现出血性休克。

3.检查

须检查伤口深度、污染程度、有无异物、颅底有无骨折或碎骨片,如果发现有脑脊液或脑组织外溢,须按开放性颅脑损伤处理。

（二）辅助检查（检查应在急诊止血处置后进行）

1.实验室检查

（1）血常规化验:了解机体对创伤的反应状况,有无继发感染。

（2）血红蛋白和红细胞压积持续下降表明出血严重程度。

2.影像学检查

（1）头颅 X 线平片,包括正位、侧位和创口部位切线位平片。

（2）必要时可考虑行头颅 CT,以除外颅内异常。

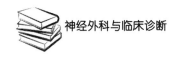

（三）治疗

头皮血供丰富，其清创缝合的时限允许放宽至 24 小时。采用一期全层缝合，其后注射破伤风抗毒素，并根据创伤情况应用抗生素、补液输血等。

（四）用药原则

①伤后立即使用精制破伤风抗毒素。

②若伤口干净，无污染，早期清创缝合可不用抗菌素。

③若伤口被污染，或伤后超过 2 小时清创缝合则需用抗生素预防感染治疗。

④若出血较多，有休克表现者须输全血。

三、头皮撕脱伤

头皮大片自帽状腱膜下撕脱称为头皮撕脱伤，多因头发被机器卷入所致，高速运转的钝物切线打击亦可造成。患者有大量出血，常伴有休克。撕脱处常在帽状腱膜与颅骨骨膜之间，有时整个头皮甚至连额肌、颞肌或骨膜一起撕脱。此类损伤特点是失血多，易感染。治疗不及时可危及生命或致颅骨感染坏死。

（一）临床表现

1. 休克

失血或疼痛性休克。

2. 活动性出血

接诊后常能见到自头皮创缘有动脉性出血。

（二）辅助检查（亦应在急诊止血处置后进行）

1. 实验室检查

（1）血常规化验：了解机体对创伤的反应状况，有无继发感染。

（2）血红蛋白和红细胞压积持续下降表明出血严重程度。

2. 影像学检查

（1）头颅 X 线平片，包括正位、侧位平片。

（2）必要时可考虑行头颅 CT，以除外颅内异常。

（三）治疗

治疗上应在压迫止血、防治休克、清创、抗感染的前提下，行中厚皮片植皮术，对骨膜已撕脱者，需在颅骨外板上多处钻孔达板障，然后植皮。条件允许时，应采用显微外科技术，行血管吻合、头皮原位缝合术，如获成活，可望头发生长。

（四）用药原则

①伤后立即使用精制破伤风抗毒素，选择有效的抗生素，如青霉素、头孢类抗生素，联合用药预防感染以静脉用药为主。

②发生感染后，应取炎性分泌物或脓液细菌培养和药物敏感试验，选择有效抗生素。

③注意支持疗法，如输血、补充人血白蛋白。

第三节　颅骨损伤

颅骨骨折系指颅骨受暴力作用所致颅骨的连续性中断。颅骨骨折的病人，不一定都合并有严重的脑损伤。但没有颅骨骨折的病人，由于力线作用可能存在严重的脑损伤。一般来讲，凡有颅骨骨折存在，提示外力作用较重，合并脑损伤的概率较高。根据骨折部位可将颅骨骨折分为颅盖及颅底骨折；又可根据骨折端形态分为线形和凹陷骨折，如因暴力范围较大与头部接触面积广，形成多条骨折线，分隔成多条骨折碎片者则称粉碎性骨折；而颅盖骨骨折端的头皮破裂称开放性骨折，颅底骨折端附近的黏膜破裂则称内开放性颅骨骨折。开放性骨折和累及气窦的颅底骨折易合并骨髓炎或颅内感染。

一、颅盖骨线状骨折

（一）分类

依其形态特点又可分以下几类：

1. 简单线形骨折

指仅有一条主骨折线，如由钝器作用形成者，其骨折线常不平直，骨折片边缘也不平整；如由锐器砍或刺等作用形成者，则骨折线平直，骨折片边缘也平整。线形骨折有时仅见于局部内板，而相应外板没有；有时也可能仅见于外板。一次打击同时形成的内外板的线形骨折不一定在位置、大小和形状上完全相对应，其机制前面已叙述。要求我们在检验时要同时注意内板和外板骨折的情况，它们之间不同的关系，有时能用以推断致伤物和致伤方式。

有时除了主骨折线外，当致伤物作用面较宽同时作用力较大时，由于力的传导可以在主骨折线的一侧或两侧，同时出现与主骨折线走行方向平行的伴行骨折；当致伤

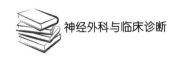

物作用面较长,同时作用力较大时,可在主骨折线一端或两端出现延伸骨折线。上述伴行或延伸骨折线可认为是力的间接作用形成的骨折,较主骨折线细,走行或多或少较主骨折线弯曲,有时仅见于外板。而只有主骨折线指示着力部位。

线形骨折线的长短与致伤物作用面的长短大小有关,而线形骨折裂开的宽度与作用力大小关系较大。当高坠(包括摔倒)时头部着地,或作用面较宽而平的钝器打击头顶时,所形成的骨折线一般较长,常自着力处向远处延伸,常至颅底;当斧、锤、砖石,及作用面较小的钝器打击头顶时,所致线状骨折较局限,同时线形骨折的形状同致伤物作用面形状相对应;而棍棒打击所致者,线形骨折长度多长于以上工具所致,而明显短于坠落时形成的线形骨折。

2. 放射形骨折

当致伤物作用面较小,作用速度不快或致伤物打击在颅顶较隆突的部位时,可形成放射状线形骨折。几条骨折线的会合处即为着力处。

(二)临床表现

1. 病史

有明确的头部受伤史。

2. 头皮血肿

着力部位可见头皮挫伤及头皮血肿

(三)辅助检查

1. 试验室检查同头皮损伤节

2. 影像学检查

(1)头颅 X 线平片,包括正位、侧位平片。

(2)必要时可考虑行头颅 CT,以除外颅内异常并经 CT 骨窗像可明确骨折部位。

(四)治疗

单纯性颅盖骨线状骨折本身无须特殊处理,但应警惕是否合并脑损伤;骨折线通过硬脑膜血管沟或静脉窦所在部位时,要警惕硬脑膜外血肿发生的可能。需严密观察或 CT 复查。开放性骨折可导致颅内积气,应预防感染和癫痫。

二、颅底骨折

颅底部的线形骨折多为颅盖骨骨折线的延伸,也可由邻近颅底平面的间接暴力所致。根据所发生的部位可分为前颅窝、中颅窝和后颅窝骨折。由于硬脑膜与前、中颅窝底粘连紧密,故该部位不易形成硬脑膜外血肿。又由于颅底接近气窦、脑底部大血管和颅神经,因此,颅底骨折时容易产生脑脊液漏、颅神经损伤和颈内动脉－海绵窦瘘等并发症,后颅窝骨折可伴有原发性脑干损伤。

(一)临床表现

1. 前颅窝骨折

累及眶顶和筛骨,可伴有鼻出血、眶周广泛瘀血(称"眼镜"征或"熊猫眼"征)以及广泛球结膜下瘀血。如硬脑膜及骨膜均破裂,则伴有脑脊液鼻漏,脑脊液经额窦或筛窦由鼻孔流出。若骨折线通过筛板或视神经管,可合并嗅神经或视神经损伤。

2. 中颅窝骨折

颅底骨折发生在中颅窝,如累及蝶骨,可有鼻出血或合并脑脊液鼻漏,脑脊液经蝶窦由鼻孔流出。如累及颞骨岩部,硬脑膜、骨膜及鼓膜均破裂时,则合并脑脊液耳漏,脑脊液经中耳由外耳道流出;如鼓膜完整,脑脊液则经咽鼓管,流向鼻咽部而误认为鼻漏。骨折时常合并有Ⅶ、Ⅷ颅神经损伤。如骨折线通过蝶骨和颞骨的内侧面,尚能伤及垂体或第Ⅱ、Ⅲ、Ⅳ、Ⅴ、Ⅵ颅神经。如骨折端伤及颈动脉海绵窦段,可因颈内动脉－海绵窦瘘的形成而出现搏动性突眼及颅内杂音。破裂孔或颈内动脉管处的破裂,可发生致命性鼻出血或耳出血。

3. 后颅窝骨折

骨折线通过颞骨岩部后外侧时,多在伤后数小时至 2 日内出现乳突部皮下瘀血(称 Battle 氏征)。骨折线通过枕骨鳞部和基底部,可在伤后数小时出现枕下部头皮肿胀,骨折线尚可经过颞骨岩部向前达中颅窝底。骨折线累及斜坡时,可于咽后壁出现黏膜下瘀血。枕骨大孔或岩骨后部骨折,可合并后组颅神经(Ⅸ－Ⅻ)损伤症状。

4. 颅底骨折的诊断与定位

主要根据上述临床表现来定位。瘀血斑的特定部位、迟发性以及除外暴力直接作用点等,可用来与单纯软组织损伤鉴别。

(二)辅助诊断

1. 实验室检查

对可疑为脑脊液漏的病例,可收集耳、鼻流出液进行葡萄糖定量测定。

2. 影像学检查

(1) X 线片检查的确诊率仅占50%。摄颏顶位,有利于确诊;疑为枕部骨折时摄汤(Towne)氏位;如额部受力,伤后一侧视力障碍时,摄柯(Caldwell)氏位。

(2) 头颅 CT 对颅底骨折的诊断价值更大,不但可了解视神经管、眶内有无骨折,

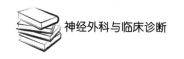

尚可了解有无脑损伤、气颅等情况。

（三）治疗

1.非手术治疗

单纯性颅底骨折无须特殊治疗,主要观察有无脑损伤及处理脑脊液漏、颅神经损伤等并发症。当合并有脑脊液漏时,须防止颅内感染,禁忌填塞或冲洗,禁忌腰椎穿刺。取头高体位休息,尽量避免用力咳嗽、打喷嚏和擤鼻涕。静脉或肌肉注射抗生素。多数漏口在伤后 1 - 2 周内自行愈合。超过一个月仍未停止漏液者,可考虑手术。

2.手术治疗并发症

（1）脑脊液漏不愈,达一个月以上者,在抗感染前提下,开颅手术修补硬脑膜,以封闭漏口。

（2）对伤后出现视力减退,疑为碎骨片挫伤或血肿压迫视神经者,如果可能应在 12 小时内行视神经管减压术。

三、凹陷性骨折

凹陷性骨折见于颅盖骨骨折,好发于额骨及顶骨,呈全层内陷。成人凹陷性骨折多为凹陷及粉碎性骨折;婴幼儿可呈乒乓球凹陷样骨折。

（一）较特殊的凹陷性骨折分类

1.乒乓球样骨折

一般见于婴幼儿,因其颅骨有机成分为主,弹性好而不容易在受伤时破裂,仅在受力作用的局部颅骨像乒乓球样被压陷变形,但不出现骨折线。伤者一般无明显脑损伤症状,多可自动恢复。

2.舟状骨折

指像小船样凹陷的骨折,一般多见于条形棍棒垂直用力打击时,也能见于锐器垂直砍伤时,两者舟状骨折也有些差异。舟状骨折凹陷最深处为主骨折线处,两侧骨折片倾斜性凹陷,凹陷骨折的边缘有伴行骨折线。锐器砍伤所致者,主骨折线处的骨膜被整齐的砍裂开,颅骨外板上可留下或浅或深的砍痕（外板局部缺损）;而钝器（如棍棒）所致者没有这些特征,但其中间的主骨折线不平直,甚至可见分支的延伸骨折线。

3.阶梯状骨折

指凹陷骨折片呈阶梯状分层下陷。多见于锤面或斧背倾斜打击时。凹陷骨折的边缘有时可见局部外板塌陷形成的骨质挤压缘,被认为是金属类钝器打击的特征。

4. 套环状骨折

见于圆形锤面或斧背垂直打击颅盖部时。作用面在导致所接触的颅骨向下凹陷时,因力的传导,可以同时有环行的伴行骨折线出现,或者还伴有放射状骨折线。

5. 漏斗状骨折

凹陷骨折形如漏斗,中央部呈尖形向内凹陷。见于钝器角部垂直打击时。

(二)临床表现

1. 头皮血肿

在受力点有头皮血肿或挫伤。

2. 局部下陷

急性期可检查出局部骨质下陷。

3. 神经功能障碍

当骨折片下陷较深时,可刺破硬脑膜,损伤及压迫脑组织而出现偏瘫、失语和/或局灶性癫痫。

(三)辅助检查

1. 实验室检查同头皮血肿

2. 神经影像

(1)X 线平片:骨折部位切线位,可显示出骨折片陷入颅内深度。

(2)CT 扫描:CT 扫描不仅可了解骨折情况,且可了解有无合并脑损伤。

(四)治疗

1. 非手术治疗

(1)对骨折位于非功能区凹陷不足 1 cm 的小面积骨折,无临床症状者不须手术治疗。

(2)新生儿的凹陷性骨折,应尽量采用非手术复位方法。如使用胎头吸引器置于骨折处,通过负压吸引多能在数分钟内复位。

2. 手术治疗适应征

(1)合并脑损伤或大面积骨折片陷入颅腔,导致颅内压增高,CT 显示中线结构移位,有脑疝可能者,应行急诊开颅去骨片减压术。

(2)因骨折片压迫脑重要部位,引起神经功能障碍如上述偏瘫、癫痫等,应行骨片复位或清除术。

(3)开放粉碎凹陷性骨折,须行手术清创、去除全部骨片,修补硬脑膜,以免引起

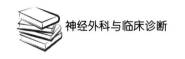

感染。

（4）在非功能区，下陷大于1cm者，视为相对适应征，可考虑择期手术。

（5）位于大静脉或静脉窦处的凹陷性骨折，即使下陷较深，如无明显临床症状，可经观察，待充分准备后择期手术。

四、创伤性窒息

为胸部和/或腹部猛烈受压后，胸腔内压力和血管内压力局骤升高，传递至颅腔，产生冲击波，导致脑损伤。压力传导是造成脑损伤的首发因素，而后则是窒息、缺氧，在临床救治中常发现部分挤压伤者，在解压后心肺亦复苏，但复苏后脑损害反而加重，出现持续昏迷。这与脑组织损害在挤压后30min，以出血为重，而在挤压后24h，神经细胞明显肿胀变性，使脑损害呈渐进性加重。这与挤压伤引起血液流变学异常，导致微血管床循环障碍，脑组织灌注减少，是胸部挤压后脑继发性损害的重要原因。挤压伤引起的脑损伤复杂而严重，多伴有复合性外伤，故伤情多危重，致残率、死亡率较高。

（一）病史

明确的胸部和/或腹部猛烈受压史，通常7~8倍于体重的压力，方可导致脑损伤；遭受的压力越重、挤压的时间越长，受损越严重。常见的致伤原因有坑道塌方、房屋倒塌和车祸等挤压。当胸部和上腹部遭受暴力挤压时，伤者声门突然紧闭，气管及肺内空气不能外溢，两种因素同时作用引起胸膜腔内压骤然升高，压迫心脏及大静脉。由于上腔静脉系统缺乏静脉瓣，这一突然高压使右心血液逆流而造成末梢静脉及毛细血管过度充盈扩张，并发广泛的毛细血管破裂和点状出血，甚至小静脉破裂出血。

（二）临床表现

①多数伤后有意识障碍，清醒时有头痛、头昏、头胀、烦躁，少数病人可有抽搐、胸闷、呼吸急促等。

②颈、面、肩、上胸部、上肢（肘以上）皮肤可见点状或片状出血－瘀斑样面具脸、肿胀、皮肤可呈紫红色，眼结膜和口腔黏膜出血、发绀。鼓膜出血或穿孔导致听力障碍，眼球后出血可使眼球突出，视网膜、视神经出血可出现短暂性或永久性视力障碍。躯干下部不变色。

③脑水肿、脑出血时可出现时间不同、程度不等的意识障碍、甚至深昏迷、癫痫发作、肢体偏瘫或四肢瘫痪。

④依靠病史特征性表现，需注意深海潜水、难产分娩、剧烈呕吐、百日咳、哮喘、癫痫发作和爆炸伤等情况，可引起同样表现，颅底骨折可能与创伤性窒息相混淆。创伤

性窒息多为严重的挤压伤,常合并多发性肋骨骨折、血气胸、脊柱损伤等,可出现咯血或呕血。此外还需要注意是否有心脏损伤和胸腹复合伤的存在。

（三）治疗

①采取支持疗法,卧床休息、镇静、吸氧、止痛,防治并发症。皮下淤斑、出血点可自行恢复。

②应针对合并伤,进行相应治疗。

③一般不需要插管,头抬高30°并吸氧是主要的治疗措施;严重者需心肺复苏、人工呼吸。

④挤压过重、时间过长者会出现脑出血、脑水肿、持续性颅内压增高,甚至脑疝,可予以广泛减压颅骨切除术(大骨瓣减压术)。

五、外伤性脑脂肪栓塞综合症

外伤性脑脂肪栓塞综合症是指颅脑损伤合并骨折(多为长骨骨折)及大面积软组织积压伤、挫伤等,脂肪颗粒游离,在组织内压力增大的情况下进入血液循环,成为脂肪栓子,造成机体内多脏器的脂肪栓塞。其中大部分脂肪栓停留在肺部,引起肺脂肪栓塞。也有一些脂肪颗粒通过肺—支气管前毛细血管交通支或经右心房未闭的卵圆孔逸入体内,而致脑、肾、心、肝等重要器官发生脂肪栓塞。进入脑血管的脂肪栓子常使脑内多数小血管栓塞,在大脑白质和小脑半球造成广泛的点片状瘀斑和出血性梗塞灶,脑水肿反应一般较重。

（一）临床表现

①发病时间,伤后数小时至6日内发病,多发生于伤后48～72小时。

②外伤性脂肪栓塞综合症中,有1/3脂肪栓塞的病人发生脑栓塞,严重者昏迷,轻者表现为头痛、躁动、谵妄、嗜睡、癫痫发作,亦可出现偏瘫、失语、瞳孔大小不等和眼球震颤、去脑强直,严重者意识障碍加重,深昏迷,颅内压增高,可致死亡。

③合并肺脂肪栓塞病人,表现面色苍白、心率加快、呼吸急促、胸痛、痰中带血、体温升高,累及肾脏可出现血尿或少尿。

④脂肪栓塞病人,50%可发现皮肤出现出血点,眼底检查偶尔可发现脂肪栓子,视网膜出血和水肿。

（二）辅助检查

1.化验检查

血Pa_2降低,血红蛋白下降,血小板计数减少,血清脂肪酶升高,血沉加快,血钙降

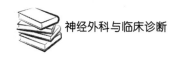

低,尿、痰及脑脊液检查可见脂肪滴,皮肤出血点活检可发现血管内有脂肪滴。

2. 头颅 CT 扫描

可见脑水肿,MRI 在 T1 和 T2 加权像上可见脑白质中多数高信号病灶。

3. 胸部 X 线片检查

发病早期胸片无明显可见性 病灶,随着病情发展可见肺梗死表现,局限性或多灶性浸润,严重时可见"暴风雪"样大片浸润。可作为间接诊断征象。

（三）治疗

1. 外伤性脂肪栓塞综合征的治疗

必须针对全身的脂肪栓塞病变,尤其是对急性肺水肿和脑水肿的处理,应尽早采取改善呼吸功能的有力措施,纠正低氧血症。固定伤肢,防止骨折端进一步损伤血管和软组织,以免脂肪滴更多地被挤入血管内。

2. 一般治疗

保持呼吸道通畅,氧气吸入,必要时行气管切开或和呼吸机辅助呼吸给氧等治疗。

3. 补充血容量、防止休克

骨折后血液及体液渗入伤部,使血容量急剧减少,低血容量有利于脂肪滴进入血管,并加重组织缺氧,需补充血容量,可用低分子右旋糖酐改善微循环。

4. 肝素与激素的应用

肝素有清除脂肪滴血症,抗凝及疏通微循环的作用。肝素剂量：12～15mg,每 6 小时一次,静脉滴注。尚有主张应用大剂量激素。

5. 乙醇的应用

用法是将乙醇溶于 5% 葡萄糖液体中,制成 5% 葡萄糖—5% 乙醇溶液,每 12 小时滴入 1000ml,注意了解和估计病人对酒精的耐受程度。酒精过敏者忌用。

6. 支持疗法

补充营养,纠正水、电解质失衡,抗感染,纠正低钙血症,预防各种并发症等。

7. 有条件可施行亚低温治疗

第六章 颅脑肿瘤诊疗

第一节 胶质瘤

神经胶质瘤是由神经外胚叶衍化而来的胶质细胞发生的一大类原发颅内肿瘤的总称,是颅内肿瘤中最常见的一种。从神经外胚叶中衍化而来的胶质细胞有星形胶质细胞、少枝胶质细胞和室管膜细胞等,它们都可以发生肿瘤。尽管就胶质瘤的一般意义而言(尤其是高级别胶质瘤),它仅指星形细胞来源的肿瘤;但"胶质瘤"一词通常用于指所有胶质细胞来源的肿瘤(如"低级别胶质瘤"通常用于指所有胶质细胞系来源的低级别肿瘤)。为了更准确地命名和分类,鉴于此类肿瘤起源于神经外胚叶,世界卫生组织(WHO)关于颅脑肿瘤分类中将其归入了神经上皮性肿瘤。

一、分类

神经上皮性肿瘤

(一)星形细胞→星形细胞瘤

1.弥漫性浸润性星形细胞瘤(这些肿瘤有恶变倾向)

(1)星形细胞瘤(Ⅳ级分类中的Ⅱ级)。变异类型有:①纤维型;②肥胖细胞型;③原浆型;④混合型。

(2)间变(恶性)星形细胞瘤(Ⅲ级)。

(3)多形性胶质母细胞瘤(GBM)(Ⅳ级)。

恶性程度最高的星形细胞瘤。变异类型有:①巨细胞型胶质母细胞瘤,②胶质肉瘤。

2.更局限的病变(这些肿瘤无向间变星形细胞瘤及GBM发展的倾向)

(1)毛细胞型星形细胞瘤。

(2)多形性黄色星形细胞瘤。

(3)室管膜下巨细胞型星形细胞瘤。

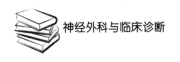

（二）少枝胶质细胞→少枝胶质细胞瘤

（三）室管膜细胞

1.室管膜细胞瘤

变异类型有：①细胞型，②乳头型，③明细胞型，④伸长细胞型。

2.间变（恶性）室管膜瘤

3.黏液乳头状室管膜瘤

4.室管膜下瘤

（四）混合型胶质瘤

1.少枝－星形细胞瘤

包括间变（恶性）少枝－星形细胞瘤

2.其他

（五）脉络丛

1.脉络丛乳头状瘤

2.脉络丛癌

（六）未确定来源的神经上皮性肿瘤性母细胞瘤

1.星形母细胞瘤

2.极性成胶质母细胞瘤

3.大脑神经胶质瘤病

（七）神经细胞（及神经细胞－胶质细胞混合性肿瘤）

1.神经节细胞瘤

2.小脑发育不良性神经节细胞瘤

3.婴儿促结缔组织生成性神经节细胞瘤

4.胚胎发育不良性神经上皮性肿瘤

5.神经节胶质细胞瘤，包括间变（恶性）神经节胶质细胞瘤

6.中枢神经细胞瘤

7.终丝副神经节瘤

8.嗅母细胞瘤（成感觉神经细胞瘤，嗅神经上皮瘤）

（八）松果体细胞

1.松果体细胞瘤（松果体瘤）

2.松果体母细胞瘤

3.混合型/过渡型松果体瘤

（九）胚胎性肿瘤

1.髓上皮瘤

2.神经母细胞瘤

其他类型：神经节神经母细胞瘤。

3.视网膜母细胞瘤

4.室管膜母细胞瘤

5.原发性神经外胚层肿瘤（PNET）

（1）髓母细胞瘤。变异类型有：①促结缔组织生成性髓母细胞瘤，②髓肌母细胞瘤，③黑色素沉着性髓母细胞瘤。

（2）大脑（幕上）和脊髓 PNET。

二、病因

如同其他肿瘤一样,胶质瘤也是由于先天的遗传高危因素和环境的致癌因素相互作用所导致。一些已知的遗传疾病,例如神经纤维瘤病（Ⅰ型）以及结核性硬化疾病等,为脑胶质瘤的遗传易感因素。有这些疾病的患者,其脑胶质瘤的发生机会要比普通人群高很多。此外,一些环境的致癌因素也可能与胶质瘤的发生相关。有研究表明,电磁辐射,例如手机的使用,可能与胶质瘤的产生相关。但是,目前并没有证据表明这两者之间存在必然的因果关系。虽然大部分的胶质母细胞瘤患者都曾有巨噬细胞病毒感染,并且在绝大部分的胶质母细胞瘤病理标本都发现有巨噬细胞病毒感染的证据,但是,这两者间是否存在因果关系,目前也不十分清楚。

三、临床表现

1.病史

依病变所在部位及性质不同而表现各异。一般其发病缓慢,但位于脑脊液通道附近的肿瘤,因继发脑积水可导致病程相对较短。

2.症状和体征

（1）颅内压增高：症状的发展通常呈缓慢、进行性加重的过程,少数有中间缓解期。典型表现为头痛、呕吐和眼底视盘水肿。

（2）局灶症状与体征：

①大脑半球肿瘤：位于大脑半球,如位于功能区或其附近,可早期表现有神经系统

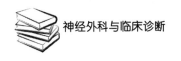

定位体征。

精神症状:主要表现有人格改变和记忆力减退。如反应迟钝、生活懒散、近记忆力减退、判断能力差。亦可有脾气暴躁、易激动或欣快等。

癫痫发作:包括全身性及局限性发作。发作多由一侧肢体开始的抽搐,有些表现为发作性感觉异常。

锥体束损伤:肿瘤对侧半身或单一肢体力弱渐瘫痪。病初为一侧腹壁反射减弱或消失。继而病变对侧腱反射亢进、肌张力增加和病理反射阳性。

感觉异常:主要表现为皮质觉障碍,如肿瘤对侧肢体的关节位置觉、两点辨别觉、图形觉、实体感觉等。

失语和视野改变:如肿瘤位于优势半球额下回后部和颞枕叶深部,可出现相应表现。

②三脑室后部肿瘤:位于三脑室后部的松果体区的肿瘤所引起的症状和体征主要为颅压增高所引起的症状及体征,肿瘤增大或向一侧发展时尚可有局部体征。

四叠体症状:

双眼上视障碍。

瞳孔对光反应及调节障碍。

小脑体征:肿瘤向下发展,压迫小脑上蚓部,引起步态、持物不稳,水平眼球震颤。

③后颅窝肿瘤:肿瘤位于小脑半球、小脑蚓部、脑干和小脑脑桥角所引起的相应表现。

小脑半球症状:患侧肢体共济失调,如指鼻试验和跟膝试验不准,轮替试验缓慢笨拙等。

小脑蚓部症状:躯干性共济失调,如步行时两足分离过远,步态蹒跚等。

脑干症状:交叉性麻痹,病变侧脑神经周围性麻痹,病变对侧肢体中枢性麻痹,即交叉性麻痹。

小脑脑桥角症状:病变同侧中后组颅神经症状,如耳鸣、耳聋、眩晕、面部麻木、面肌抽搐、面肌麻痹、声音嘶哑、进食呛咳和病变侧小脑性共济失调等。

四、辅助检查

(一)神经影像学

1. 头颅 X 线平片

可表现为颅内生理钙化移位,局限性骨质改变,肿瘤钙化;鞍区或内听道骨质改变等。

2. 头颅 CT 和 MRI

根据肿瘤组织形成的异常密度和信号区,以及肿瘤对脑室和脑池系统的压迫移位来判断。根据 CT 及 MRI 对胶质瘤进行分类的方法不够精确,但可以作出初步评判,但该方法不适于儿童病人。

根据 CT 及 MRI 的胶质瘤的分级

Kernohan 分级	影像学特征	
Ⅰ	CT:低密度	无占位效应,无增强
	MRI:异常信号	
Ⅱ	CT:低信号	占位效应,无增强
	MRI:异常信号	
Ⅲ	复杂	增强
Ⅳ	坏死	环形增强

多数低级别胶质瘤在 CT 及 MRI 片上不增强(尽管有 40% 的出现增强,并且增强者预后更差)。CT 扫描通常表现为低密度,MRIT1 加权像为低信号,T2 加权像为高信号且范围超过肿瘤的边界。一些恶性胶质瘤不增强。胶质母细胞瘤环形增强:CT 表现为低密度的胶质母细胞瘤的中央区代表坏死区;环形强化带为肿瘤细胞,不过肿瘤细胞也可延伸至远离"增强环"15mm 处。

为了评价肿瘤的切除程度,有条件者可在术后 2~3 日内行头颅 CT 普通或增强扫描,通常术后 30 天以后。术后早期 CT 普通扫描非常重要,可用于确定哪些由于术后残留血液而不是增强所致的密度增高。CT 增强扫描所见的密度增高区可能代表残余的肿瘤。大约 48h 后,术后炎性血管改变导致的强化开始出现,且与肿瘤无法区别,这种改变到大约 30 日左右减弱,但可持续 6~8 周。关于术后 CT 复查时间的建议不适于垂体瘤。

3. 脑血管造影

表现为正常血管移位和曲度改变、病变的新生血管形成。

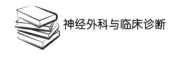

（二）脑电图

可有慢波、棘波等表现。

（三）其他

有可能需要做其他的检查,包括正电子发射断层扫描(PET)、磁共振波谱(MRS)等检查,进一步了解病变的糖代谢及其他分子代谢情况,从而进行鉴别诊断的区分。此外,有时为了明确病变与周围脑组织功能的关系,还要进行所谓的功能磁共振检查(fMRI)。通过这些检查,一般可以在手术前,对胶质瘤的部位以及恶性程度级别,有个初步的临床判断。但是,最终的诊断,要依赖于手术后的病理诊断。

五、临床分型

通常将脑胶质瘤分为星形细胞瘤、少枝胶质瘤,胶质母细胞瘤等不同病理类型。具体的分型可根据WHO1993年公布的标准。恶性程度可以进一步被分为Ⅰ～Ⅳ级。确诊需依靠病理检查结果。

世界卫生组织(WHO)目前推荐的分类系统,Ⅰ级代表毛细胞型星形细胞瘤,更为典型的星形细胞瘤被分为Ⅱ～Ⅳ级,与Kernohan分级的大概对应关系也列于表中。

WHO及相应的Kernohan分类系统(Ⅰ～Ⅳ级)

Kernohan分级	WHO指定(分级)
	Ⅰ 毛细胞型星形细胞瘤和室管膜下巨细胞星形细胞瘤
Ⅰ Ⅱ	Ⅱ 星形细胞瘤(低级别)
Ⅲ	Ⅲ 间变星形细胞瘤 } 恶性星形细胞瘤
Ⅳ	Ⅳ 多形性胶质母细胞瘤

WHO分类标准:一种典型的3级别纤维型星形细胞瘤分类系统

命名	标准
多形性胶质母细胞瘤	细胞密集,核和细胞多形性,内皮增生,有丝分裂特征和常有坏死*
间变星形细胞瘤	与GBM相比:较少的细胞、多形性、有丝分裂及无坏死
星形细胞瘤	除上述外的胶质瘤,少量细胞及多形性改变

注:尽管坏死是GBM的标志,且常出现,但并不是WHO分级中GBM所必需。

六、鉴别诊断

脑炎,脑脓肿,脑胶质增生,炎性肉芽肿,脑内血肿及慢性硬脑膜下血肿脑血栓和脑栓塞,良性颅内压增高等。

七、治疗

根据胶质瘤的类型和恶性程度的不同,其对于各种治疗方法的敏感性和效果有较大差异。因此,在治疗方法的选择上具有不同的原则和特点。

（一）低级别星形细胞瘤（WHO Ⅱ级）

1. 治疗选择

（1）手术切除肿瘤:手术往往是胶质瘤治疗的第一步。手术不仅可以提供最终的病理诊断,而且可以迅速去除大部分的肿瘤细胞,缓解患者症状,并为下一步的其他治疗提供便利。对于一些低级别胶质瘤,如毛细胞星形细胞瘤,手术的完整切除,可以使患者得到根治以及长期存活。目前的胶质瘤手术,已经进入了一个微创时代,与前相比,更为安全,创伤更为小,肿瘤切除更为完全。显微镜应用于脑胶质瘤的切除,可以更加清晰地辨别肿瘤与脑组织的边界,以及周围重要的神经血管等结构,从而能够在安全的情况下,最大化地切除胶质瘤。神经导航的应用,将胶质瘤的手术切除,提高到新的高度。神经导航与汽车导航相类似,可以使外科医生在手术前从切口的设计、术中功能脑区的辨认以及手术切除方式的选择等方面,更加精确和细化。近年来出现的术中磁共振,可以进一步提高手术完整切除的完整程度,并减少患者术后功能缺陷等并发症的产生。术中皮层刺激电极的应用,可以完善术中对于运动区、语言区的辨认,从而帮助外科医生更好地保护脑的重要功能。

（2）放射治疗:在接受外科手术治疗后,对于高级别胶质瘤患者,往往需要进一步的放疗。对于低级别胶质瘤患者,若存在高危因素（例如肿瘤体积超过6厘米、手术切除不完全等因素）,也要考虑进行放疗。放疗包括局部放疗和立体定向放疗。对于首次发现的胶质瘤,一般不采用立体定向放疗。局部放疗根据所采用技术不同,又可以分为适形调强放疗和三维塑形放疗。对于复发胶质瘤患者,特别是处于功能区肿瘤,有时可以考虑进行立体定向放疗。

（3）化疗:化疗及靶向治疗在胶质瘤的治疗中,逐渐发挥重要作用。对于高级别胶质瘤,替莫唑胺的应用可以显著延长患者的生存预后。目前,替莫唑胺是治疗胶质瘤唯一有明确疗效的化疗药物。对于初治高级别胶质瘤患者,替莫唑胺在与放疗同时应用后（同步放化疗阶段）,还应继续单独服用一段时间（6~12周期）。其他化疗药物（如尼莫司丁）,对于复发胶质瘤的治疗,可能有一定疗效。新近出现的血管靶向药物阿伐斯丁,对于复发高级别胶质瘤,有明确疗效,可以显著延长患者的生存期。

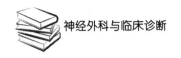

（4）放射治疗和化疗联合使用

2.外科手术治疗

（1）在下列低级别星形细胞瘤中外科手术应作为首要治疗措施：

①临床和影像学资料不能获得一个确切的诊断的病人建议行手术活检或部分切除以确立诊断。

②毛细胞型星形细胞瘤。

发生于儿童或青少年的小脑半球肿瘤。

幕上毛细胞型星形细胞瘤。

③肿瘤巨大或囊性肿瘤有导致脑疝的可能。

④阻塞脑脊液循环通路。

⑤用于治疗难治性癫痫。

⑥为了推迟辅助性治疗及其对儿童的副作用（尤其是年龄小于 5 岁的患儿）。

⑦小型肿瘤的浸袭性不如大型肿瘤，可能更适合早期手术治疗。

（2）对于大多数侵润生长的大脑半球胶质瘤外科手术无法治愈，这些肿瘤中的许多不能完全切除。在可能的情况下完全切除可改善预后。

（3）对于水肿明显的大脑半球胶质瘤,建议术前三天开始口服激素,如:甲泼尼龙片 8mg,或泼尼松 5mg,每日二次。术中静脉给予甲泼尼龙 80mg,或地塞米松 10mg,术后继续静脉或口服激素治疗脑水肿。

（4）由于低级别胶质瘤的边界术中不易辨认,尤其是脑深部和功能区附近的病变,一些辅助性措施如:立体定向及影像导航技术对于确定深部或重要功能区肿瘤的边界有帮助。

（5）全麻术后应注意电解质改变(1 次／日)和 24 小时出入量监测,尤其是不能进食或进食差,可能存在下丘脑损伤等。有异常者至少每日两次监测电解质变化。

（6）老年病人或短期内不能下床活动的病人应注意预防下肢血栓和肺栓塞。相关治疗包括:速避凝和弹力袜等。

（7）癫痫药物治疗原则:

①对于幕上大脑半球肿瘤,术前一周开始癫痫的预防性治疗,术前一天查血药浓度。

②常用的一线抗痫药物包括卡马西平（100mg, 口服, 每日三次）,苯妥英钠（100mg,口服,每日三次)和德巴金(500mg,口服,每日二次,数天后血药浓度达到有效范围后可改为每日一次)。

③手术结束前30分钟即开始抗癫痫治疗（德巴金,800mg,静注后以1mg/kg/h静脉持续泵入,至改为口服治疗）。

④术前无癫痫者,术后视情况口服抗癫痫药3~6个月,如术后出现癫痫者服用6~12个月,如手术前后均有发作者则服用1~2年。

⑤原则上以一种一线抗癫痫药物为主,联合用药时不同抗癫痫药物间可出现拮抗作用。

⑥用药期间注意相关药物副作用,如:皮疹,肝功能损害,血细胞下降等。长期用药时每月至少定期复查一次相关指标。

⑦停药时应逐渐减量。

3. 放射治疗

回顾性研究显示放射治疗可以延长肿瘤未完全切除的病人的缓解期和生存期。因此术后方式治疗时必要的,具体放射治疗计划最好由放射科医师制定。

4. 化疗

通常情况下到肿瘤发展时才采用,PCV(procarbazine,CCNU 和长春新碱)常可在一定程度上控制肿瘤的生长。

	化疗药物	作用机制
A	亚硝基脲:卡莫司汀(BCNU),CCNU(lomustine) ACNU(nimustine)	DNA 交联,氨基团甲基化
B	烷基化(甲基化)药物:甲(基)苄肼,替莫唑胺	DNA 碱基化,干扰蛋白合成
C	卡铂,顺铂	通过链内交联产生螯合作用
D	氮芥:环磷酰胺,isofamide, 环磷酰胺	DNA 碱基化,正碳离子形成
E	长春花生物碱:长春新碱,长春碱,紫杉醇	微管功能抑制剂
F	epidophyllotoxins(ETOP – oside,VP16,替尼泊苷,VM26)	拓扑异构酶 II 抑制剂
G	topotecan,irinotecan(CPT – 11)	拓扑异构酶 I 抑制剂
H	tamoxifen(他莫昔芬)	蛋白激酶 C 抑制剂
I	羟基脲	
J	博来霉素	
K	紫杉醇(paxlitaxol)	
L	氨甲蝶呤	
M	胞嘧啶:阿拉伯糖苷	
N	皮质激素:甲泼尼龙,地塞米松	
O	氟尿嘧啶(FU)	

5. 其他治疗

包括免疫治疗,基因治疗,光动力治疗等。

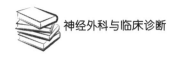

（二）恶性星形细胞瘤（WHO 分类的Ⅲ级和Ⅳ级）

对于恶性星形细胞瘤病人,治疗方法的选择必须首先考虑到以下三个影响生存期的独立因素:

（1）年龄:所有研究均发现年龄是最有意义的预后因素,年轻病人预后较好。

（2）病理学特征。

（3）入院时功能状态（如 Karnofsky 评分）。

1. 外科手术治疗

（1）与其他治疗方法相比,手术切除肿瘤使肿瘤细胞减少加外照射治疗一直被作为一个标准方法。

（2）肿瘤切除程度和术后影像检查发现的残余肿瘤体积对肿瘤发展及平均生存期有显著影响。手术并不能治愈这些肿瘤,因此手术应该以延长病人的高质量生存时间为目标;通常情况下神经功能良好、单个脑叶内的胶质瘤切除后可以达到这一效果。

（3）多形性胶质母细胞瘤部分切除术后出血和/或水肿导致脑疝的机会非常高。同时,次全切除对于延长生存期无多大益处。因此,只有在完全切除肿瘤可行的情况下或病人家属要求下才考虑手术治疗。

（4）外科手术治疗对老年病人收效不大,应慎重考虑。

（5）术前无癫痫者,术后视情况常规口服抗癫痫药 3～6 个月,如术后出现癫痫者服用 6～12 个月,如手术前后均有发作者则服用 1～2 年。

（6）复发肿瘤的再次手术治疗。

①不到 10% 的复发肿瘤远离原发部位。

②复发肿瘤再次手术可在一定程度上延长生存期。

③除 Karnofsky 评分外,对再次手术有显著意义的预后因素包括年龄和两次手术间隔的时间,间隔时间越短则预后越差。

④再次手术的并发症发生率更高。

基于上述原因,建议下列病人不宜或慎重采用手术治疗:

（1）广泛的优势脑叶的胶质母细胞瘤。

（2）双侧侵犯明显的病变（如巨大蝶形胶质瘤）。

（3）老年或合并其他系统疾病,身体状况较差的病人。

（4）Karnofsky 评分低的病人（通常情况下,在使用皮质激素时神经功能状况是术后预期能够达到的最好功能,手术对神经功能的改善很少能超过这种程度）。

（5）复发性胶质母细胞瘤。

2. 放射治疗

恶性胶质瘤外放射治疗的常用剂量为 50～60Gy。可分为局部外放射治疗和全脑外放射治疗。与局部外放射治疗相比,全脑外放射治疗并不能明显延长病人的生存期,而且副作用较大。

3. 化疗

（1）在所有使用的化疗药物中有效率不超过 30%～40%,大多数只有 10%～20%。普遍认为肿瘤切除越多,化疗效果越好,化疗在放射治疗前进行更为有效。

（2）烷化剂在大约 10% 的病人中有显著疗效（所有烷化剂疗效相似:BCNU、CCNU、丙卡巴肼）。卡莫司丁（BCNU）和顺铂（AKA cisplatin,Platinol）是目前用于恶性胶质瘤治疗的主要化疗药物。

4. 立体定向活检

（1）立体定向活检可能会使 25% 的胶质母细胞瘤病人漏诊。

（2）在中央低密度区（坏死）和周边环形强化区采集标本时,活检检出率最高。

（3）怀疑恶性星形细胞瘤时下列情况应考虑活检:

①肿瘤位于重要功能区或手术难以到达的区域。

②大型肿瘤合并轻微神经功能障碍。

③一般情况差,难以承受全身麻醉的病人。

④当无明确诊断时,为了明确诊断以便确定最佳的进一步治疗方案时。如:多形性胶质母细胞瘤和淋巴瘤在影像学检查方面表现可能相似,如果没有免疫染色,病理学上也可误诊。活检应予认真考虑,防止对首选放射治疗和化疗的淋巴瘤进行手术治疗。

5. 其他治疗

包括免疫治疗,基因治疗,光动力治疗等综合治疗。

第二节　脑膜瘤

一、总论

脑膜瘤（meningioma）是成人常见的颅内良性肿瘤,占颅内原发肿瘤的 14.3%～

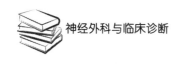

19%,发病率仅次于胶质瘤。发病的年龄高峰为45岁左右,男:女为1:1.8。19%~24%的青少年脑膜瘤发生于神经纤维瘤病Ⅰ型(von Recklinghausen's)。

脑膜瘤的发生与蛛网膜有关,可发生于任何有蛛网膜细胞的部位(脑与颅骨之间、脑室内、沿脊髓),特别是与蛛网膜颗粒集中分布的区域相一致。脑膜瘤多与硬脑膜相粘连,但亦可与硬脑膜无关联,如发生在脑室内的脑膜瘤。

脑膜瘤通常为生长缓慢、边界清楚(非侵袭性)的良性病变。少数可呈恶性和/或快速生长。8%的病人多发,在神经纤维瘤病病人中尤为多见。偶尔肿瘤呈大片匍匐状生长(斑块状脑膜瘤)。

二、好发部位

常见发病部位包括:矢状窦旁,半球凸面,鞍结节,蝶骨嵴,嗅沟,大脑镰,侧脑室,小脑幕,中颅窝,眼眶,小脑脑桥角,斜坡和枕骨大孔。大约60%~70%沿大脑镰(包括矢状窦旁)、蝶骨(包括鞍结节)或凸面生长。儿童脑膜瘤少见,28%发生于脑室内。

三、临床表现

1. 病史

脑膜瘤因属良性肿瘤,生长慢,病程长。因肿瘤呈膨胀性生长,病人往往以头疼和癫痫为首发症状。

2. 颅内压增高症状

可不明显。许多病人仅有轻微的头痛,甚至经CT扫描偶然发现脑膜瘤。因肿瘤生长缓慢,所以肿瘤往往长得很大,而临床症状还不严重。有时,病人眼底视盘水肿已相当明显,甚至出现继发视神经萎缩,而头痛并不剧烈,无呕吐。值得注意的是,当"哑区"的肿瘤长得很大,无法代偿而出现颅内压增高时,病情会突然恶化,甚至会在短期内出现脑疝。

3. 局部神经功能障碍

根据肿瘤生长的部位及临近神经血管结构不同,可有不同的局部神经功能障碍。如:蝶骨翼(或嵴)脑膜瘤外侧型(或翼点型)的表现与大脑凸面脑膜瘤类似;内侧型(床突型)多因包绕ICA、MCA、眶上裂部位的颅神经和视神经而出现相应的脑缺血表现和颅神经功能障碍。嗅沟脑膜瘤多长到很大时才出现症状,包括:Foster-Kennedy综合征(同侧视神经萎缩,对侧视盘水肿),精神改变,如压迫视路导致视野缺损等。

4. 颅骨变化

脑膜瘤常可造成临近颅骨骨质的变化,表现为骨板受压变薄、破坏,甚至穿破骨板侵蚀至帽状腱膜下,头皮局部可见隆起。有时,肿瘤也可使颅骨内板增厚,增厚的颅骨内可含肿瘤组织。

5. 癫痫

位于额部或顶部的脑膜瘤易产生刺激症状,引起局限性癫痫或全身发作。

四、病理学

病理学分类有多种,在主要类型之间存在过渡型,在同一个肿瘤中可见一种以上的病理学特征。主要类型包括:

1. 三种主要的"典型脑膜瘤"

(1)内皮型:又称合体细胞性,最常见,有大量多角细胞。有人将有密集血管的内皮型脑膜瘤称为血管瘤型脑膜瘤。

(2)纤维或成纤维细胞型:细胞被结缔组织分隔,质地较内皮型和过渡型脑膜瘤韧。

(3)过渡型:界于内皮型和纤维型之间,细胞呈纺锤体形,部分区域可见典型的脑脊膜瘤细胞,旋涡状排列,部分有钙化(沙样瘤小体)。

2. 血管网状细胞型

不同的作者有不同的称谓。有人称其为"血管外膜细胞瘤",也有人称之为"血管网状细胞瘤",因为在病理学方面类似于成血管细胞。

3. 非典型脑膜瘤

包括具有一个以上下列特征的上述任何一种脑膜瘤,这些特征包括:有丝分裂活动增强(1~2个分裂象/高倍视野),细胞密度升高,局灶坏死,巨细胞。细胞多形性不少见,但本身无重要意义。随非典型性升高,肿瘤的侵袭性增强。

4. 恶性脑膜瘤

又称间变型、乳头型或肉瘤型脑膜瘤,特征性改变为有丝分裂常见、侵入皮质,即使在全切除的情况下,也很快复发。极少数发生转移。大量的有丝分裂像或出现乳头样改变强烈提示恶性。可能年轻病人多见。与其他类型相比,血管母细胞型脑膜瘤表现更为恶性的临床特征。

脑膜瘤的中枢神经系统外转移极为少见,多为血管母细胞型或恶性,常见转移部位为肺、肝、淋巴结和心脏。

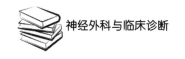

五、辅助检查

1. 脑电图

因脑膜瘤发展缓慢,并呈局限性膨胀生长,脑电图检查时一般无明显慢波。但当肿瘤生长相当大时,压迫脑组织,引起脑水肿,此时脑电图可呈现慢波,多为局限性异常 Q 波,懒波为主,背景脑电图的改变较轻微。脑膜瘤的血管越丰富,δ 波越明显。大脑半球凸面或矢状窦旁脑膜瘤的病人可有癫痫病史,脑电图可辅助诊断。

2. 头颅 X – 线平片

由于脑膜瘤与颅骨关系密切,以及共同的供血途径,容易引起颅骨的改变,头颅平片的定位征出现率可达 30% ~ 60%,颅内压增高症可达 70% 以上。主要表现有:

(1)局限性骨质改变:可出现内板增厚,骨板弥漫增生,外板骨质呈针状放射增生。一般认为,肿瘤细胞到达硬脑膜后,通过血管途径进入颅骨,引起周围或骨细胞的增生反应。无论有无肿瘤细胞侵入,肿瘤增生部位都提示为肿瘤的中心位置。脑膜瘤引起局部骨板变薄和破坏的发生率为 10% 左右。肿瘤内钙化约占 10%。

(2)颅板的血管压迹增多:可见脑膜动脉沟增粗扭曲,最常见于脑膜中动脉沟。局部颅骨板障静脉异常增多。

3. 头颅 CT 和 MRI

(1)CT 可见病变密度均匀,增强后强化明显,基底宽附着于硬脑膜上。CT 非增强扫描值为 60 ~ 70 者常伴沙样瘤钙化。一般无明显脑水肿,少数也可伴有明显的瘤周水肿,有时范围可达整个大脑半球。脑室内脑膜瘤半数可出现脑室外水肿。CT 的优点在于可明确显示肿瘤的钙化和骨质改变(增生或破坏)。

(2)MRI 上一般表现为等或稍长 T1,T2 信号,T1 像上 60% 肿瘤与灰质等信号,30% 为低于灰质的低信号。在 T2 像上,50% 为等信号或高信号,40% 为中度高信号,也可能为混杂信号。肿瘤边界清楚,圆形或类圆形,多数边缘有一条低信号带,呈弧形或环形,为残存蛛网膜下腔(脑脊液)。肿瘤实质部分经静脉增强后呈均匀、明显强化。肿瘤基底硬脑膜强化可形成特征性的表现 – "脑膜尾征"(dural tail),对于脑膜瘤的诊断有特殊意义。MRI 的优点在于可清晰显示肿瘤与周围软组织的关系。脑膜瘤与脑之间的蛛网膜下腔界面消失,说明肿瘤呈侵袭性生长,手术全切除较困难。

(3)肿瘤基底硬脑膜强化可形成"脑膜尾征",是脑膜瘤较为特征性的表现,但并不是脑膜瘤所特有的影像表现。邻近硬脑膜的其他病变,如转移癌和胶质瘤等也可有类似影像特点。

（4）同时进行 CT 和 MRI 增强扫描,对比分析,能得到较正确的定位及定性诊断。

4. 脑血管造影

可了解肿瘤供血。肿瘤与重要血管的关系,以及硬脑膜静脉窦的情况（决定手术中是否可以结扎）。同时,脑血管造影也为手术前栓塞提供了条件。

约一半左右的脑膜瘤,脑血管造影可显示肿瘤阴影。通常脑膜瘤在脑血管造影像上特征性表现为:①脑膜血管呈粗细均匀,排列整齐的小动脉网,轮廓清楚呈包绕状。②肿瘤同时接受来自颈外、颈内动脉或椎动脉系统的双重供血。位于前颅窝底的脑膜瘤可接受眼动脉、筛动脉和大脑前动脉分支供血;位于中颅窝底的脑膜瘤可接受脑膜中动脉、咽升动脉供血;后颅窝底的脑膜瘤可由枕动脉、椎动脉脑膜前支、脑膜后动脉供血。③血管造影还可显示硬脑膜窦的受阻情况,尤其是矢状窦/大脑镰旁脑膜瘤。根据斜位片评估上矢状窦通畅程度较可靠。④肿瘤的循环速度比脑血流速度慢,造影剂常在肿瘤中滞留。在脑血管造影的静脉期、甚至窦期,仍可见到肿瘤染色,即迟发染色（delayed blush）。肿瘤血管明显且均匀一致延迟充盈的特点有助于确诊。⑤脑膜瘤周围脑血管呈包绕状移位。

上述特点在脑膜瘤的脑血管造影中可同时出现,亦可能部分出现。

六、治疗原则

（一）手术治疗

1. 手术治疗手段的选择

手术切除脑膜瘤是最有效的治疗手段。随着显微外科技术的发展,脑膜瘤手术效果不断提高,使大多数病人得以治愈,但并不能排除复发的可能性。

2. 手术前准备

（1）如果脑水肿严重,手术前 3 天给予激素治疗。甲泼尼龙片 8mg,或泼尼松 5mg,每日二次。

（2）手术前有癫痫发作者应给予抗癫痫治疗。病史中无癫痫发作但肿瘤位于易引起癫痫部位者,手术前 1 周口服抗痫药物,手术当天静脉给予,如丙戊酸钠,以预防癫痫发作。

（3）肿瘤供血动脉栓塞:对于颈外动脉参与供血的富于血运的肿瘤,术前可行供血动脉栓塞。

3. 手术原则

（1）体位:根据肿瘤的部位,侧卧位、仰卧位、俯卧位都是常使用的体位。

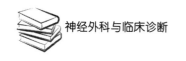

①头位应稍高于身体水平线,可减少手术中出血。

②应将肿瘤中心的位置尽可能位于术野最高点。

③旋转头颈部时,切勿过度,以免颈静脉和(或)气道受阻,造成颅内压增高。

(2)切口设计:

①根据影像学资料提供的肿瘤位置,结合翼点、冠状缝、外侧裂和中央沟等结构的体表投影,设计手术切口。

②手术入路应尽量选择到达肿瘤距离最近的路径,同时应避开重要神经和血管;颅底肿瘤的入路还应考虑到对脑组织的最小牵拉。

③对于表浅病变,如凸面脑膜瘤设计切口,关键是将肿瘤恰位于骨窗的中心。对于深部病变应同时考虑到是否可早期处理肿瘤基底。

④皮瓣基底要足够宽,保障适当的血液供应。

⑤切口应尽量设计在发际内,保障良好的外观效果。

⑥骨瓣大小要保证可充分显露肿瘤并切除受累的硬脑膜。

⑦如采用微骨孔入路,可借助手术导航技术确定手术切口的部位。手术前一天在肿瘤的头皮投影附近放置一个 Marker 作为参照点,行头颅 CT 或 MRI 扫描定位,根据 CT 或 MRI 结果设计切口。

(3)为减少手术中对脑组织的牵拉,病人麻醉后可行腰椎穿刺,并置引流管在蛛网膜下腔。剪开硬脑膜前,缓慢放出脑脊液 30～40ml。对脑水肿明显者,切开头皮时,可给予甘露醇静脉内滴注,剂量为 1～2g/kg 体重。为防止手术后癫痫发作,手术结束前 30 分钟静脉给予德巴金(800mg 入壶)。

(4)手术显微镜的应用:手术显微镜下分离肿瘤,使操作更细致,能最大限度地保护脑组织及重要的神经血管。

(5)对受肿瘤侵蚀的硬脑膜、颅骨在可能的情况下应一并切除,以防术后复发。对于无法切除的受侵硬脑膜,可行电灼等方法处理。经造影并在术中证实已闭塞的静脉窦也可以切除。以自体筋膜或其他硬脑膜修补材料、钛板等修补缺损的硬脑膜和颅骨。

4. 术后处理

(1)手术后应将病人送往 ICU 监护 24～48 小时。

(2)术后脑水肿严重者术后应静脉给予脱水药和糖皮质激素。

(3)病人麻醉苏醒后,立即进行神经功能评估,并做好记录。如出现神经功能缺损,须进一步分析原因,疑为颅内血肿形成者,需立即行 CT 检查或直接送手术室开颅探查,清除血肿。

(4)抗癫痫治疗:肿瘤累及运动、感觉皮层时,或手术前病人有癫痫发作史,手术中和手术当天,需静脉应用抗痫药物,预防癫痫发作。手术后第1日病人可进食后恢复手术前的(口服)抗癫痫治疗方案。手术后抗癫痫治疗至少三个月,无癫痫发作者可逐渐减少药量,直到停止用药。手术前有癫痫病史的病人,抗癫痫治疗时间应适当延长,一般建议1～2年。

(5)预防下肢血栓和肺栓塞:若病人术后有肢体运动障碍或老年病人,短期内不能下床,必要时应给予药物(如速避凝,0.3ml,脐旁皮下注射)和弹力袜。

(6)脑脊液漏:术后有脑脊液漏可能者,可取头高位,腰椎穿刺持续引流2～3日;出现脑脊液漏时可持续5～7日,一般可自愈。若脑脊液漏仍不缓解,应考虑二次手术修补漏口。

5.脑膜瘤切除分级

目前,国际应用较多的脑膜瘤切除分级法为Simpson分级法。这一分类法对统一切除标准、评定脑膜瘤的手术效果有重要的参考价值。但有人认为此分类法对于凸面脑膜瘤较为适用,对脑室内和颅底脑膜瘤未必适用,如侧脑室三角区脑膜瘤,无硬脑膜和颅骨的附着,颅底脑膜瘤手术多难做到受累颅骨,甚至硬脑膜的切除。故有作者提出了针对颅底脑膜瘤的切除分级,因目前尚未得到广泛认同,在此不作详细介绍。

脑膜瘤切除 Simpson 分级法

级别	切除程度
Ⅰ级	手术显微镜下全切除受累的硬脑膜及颅骨一并处理(包括受侵的硬脑膜窦)
Ⅱ级	手术显微镜下全切除受累的硬脑膜电凝或激光处理
Ⅲ级	手术显微镜下全切除受累的硬脑膜及硬脑膜外扩展病变(如增生颅骨)未处理
Ⅳ级	肿瘤部分切除
Ⅴ级	肿瘤单纯减压(和/或活检)

(二)非手术治疗

放射治疗:对于不能全切的脑膜瘤和恶性脑膜瘤,手术后需放射治疗。放射治疗对恶性脑膜瘤和血管外皮型脑膜瘤有一定疗效。但应注意避免放射性损伤等副作用。

(三)脑膜瘤的复发及处理

与任何肿瘤一样,脑膜瘤首次手术后,如在原发部位有少许残留,则很可能发生肿瘤再生长复发。恶性和非典型脑膜瘤的5年复发率分别为38%和78%。造成良性脑膜瘤复发的原因有两个,一是由于肿瘤侵犯或包裹重要神经和血管组织时未能完全切

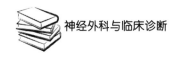

除而残留,如海绵窦脑膜瘤;二是由于肿瘤局部浸润生长,靠近原发灶周边或多或少残存一些瘤细胞。脑膜瘤术后复发多见于被肿瘤侵犯的硬脑膜。

复发脑膜瘤处理方法:

1. 放射治疗

放射治疗可能有效,平均复发时间延长。考虑到放射治疗可能引起的放射性损伤和坏死等副作用,对肿瘤可能复发的病人也可行 CT 或 MRI 随访,发现明确复发迹像时再行放射治疗。

2. 手术切除

根据病人年龄、身体状况、症状和体征,以及影像学资料等,决定是否再次手术。再手术的结果不仅仅取决病人年龄和一般状态,还取决于肿瘤的部位,如蝶骨嵴脑膜瘤,复发时若已长入海绵窦,再次手术的困难会更多;但复发的上矢状窦旁脑膜瘤,如已侵犯并阻塞上矢状窦,二次手术可将肿瘤及闭塞的上矢状窦一并切除而获得治愈。

七、矢状窦旁脑膜瘤

矢状窦旁脑膜瘤(parasagital meningioma)是指肿瘤基底附着在上矢状窦壁并充满上矢状窦角的脑膜瘤。有时肿瘤可侵入窦内甚至造成上矢状窦闭塞。在肿瘤与上矢状窦之间无脑组织。但也有作者将靠近上矢状窦的一部分大脑镰旁脑膜瘤和大脑凸面脑膜瘤也归于上矢状窦旁脑膜瘤。

上矢状窦旁脑膜瘤占颅内脑膜瘤的 17% ~20% ,占颅内肿瘤的 3.86% 。肿瘤位于冠状缝前者占30% ,冠状缝至人字缝间占50% ,人字缝至窦汇间占20% 。

(一)分类

习惯上将矢状窦旁脑膜瘤按其所在部位分为矢状窦前部(前 1/3,即鸡冠到冠状缝)、中部(中 1/3,即冠状缝到人字缝)和后部(后 1/3,即人字缝到窦汇)。

根据脑膜瘤对静脉窦的累及情况可分为 Ⅵ 型:Ⅰ 型附着于静脉窦壁外表面;Ⅱ 型累及侧隐窝;Ⅲ 型累及外侧壁;Ⅳ 型累及整个外侧壁及静脉窦顶部;Ⅴ 型静脉窦完全受累,仅有一侧窦壁未受累;Ⅵ 型静脉窦完全受累,静脉窦壁亦全部受累。

(二)临床表现

1. 颅高压症状和体征

表现为头痛、呕吐、视盘水肿。因肿瘤生长缓慢,早期虽压迫脑组织和上矢状窦,但可以不产生症状,病人出现症状时,肿瘤多已生长得很大。伴有较大囊性变,或肿瘤周围脑水肿严重时,可早期出现颅内压增高症状。造成颅内压增高的原因,除了肿瘤本身的占位效应外,瘤体压迫上矢状窦及静脉,造成回流受阻也是原因之一。合并颅压高的病人,肿瘤多位于上矢状窦前 1/3 或后 1/3,因额叶前部、枕叶属"哑区",缺乏局灶性神经缺损表现,因此病人来院就诊一般较晚。

2. 癫痫

最常见的首发症状,尤其是在中央区的窦旁脑膜瘤,癫痫发生率可高达 73%。表现为口角或面部抽搐,也可为全身性发作(如强直－阵挛发作)。

3. 局部神经功能障碍

矢状窦旁脑膜瘤可分为前、中、后三种类型。前 1/3 型因侵犯额叶而常见精神方面的改变;中 1/3 型最常见的症状为 Jackson 癫痫和对侧肢体渐进性瘫痪;后 1/3 型最常见的症状为视野缺损。

4. 精神障碍

以上矢状窦前 1/3 脑膜瘤常见。病人可表现为痴呆、情感淡漠或欣快。有的病人出现性格改变。老年病人常被误诊为老年性痴呆或脑动脉硬化。

(三)影像学检查

1. CT 和 MRI

根据脑膜瘤的典型影像特点和部位可明确诊断。CT 的骨窗像可以提供与肿瘤相邻的颅骨受侵犯破坏情况。MRI 可显示肿瘤与大脑前动脉的关系、引流静脉的方向,了解矢状窦的受累程度以及是否闭塞。

2. 脑血管造影

脑血管造影对矢状窦旁脑膜瘤的诊断价值在于

(1)了解肿瘤的供血动脉和肿瘤内的血运情况。前 1/3 和中 1/3 上矢状窦旁脑膜瘤的供血主要来源于大脑前动脉,后 1/3 肿瘤主要来自大脑后动脉,同时都可有脑膜中动脉参与供血,此时的脑膜中动脉可增粗迂曲。如肿瘤侵及颅骨,可见颞浅动脉参与供血。

(2)脑血管造影的静脉期和窦期可见肿瘤将静脉挤压移位,有的上矢状窦会被肿瘤阻塞中断,这些造影征象对决定术中是否可将肿瘤连同上矢状窦一并切除很有帮助。

(四)诊断

对有上述典型表现或有长期头痛、成人癫痫、精神改变、颅骨局限性肿块等表现者均应想到本病的可能性。

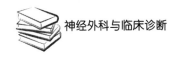

（五）鉴别诊断

1.硬脑膜转移癌

多有原发肿瘤及肺部、肝脏等部位转移病史,常合并颅骨破坏和脑实质多发转移灶,在 MRI 上可有硬膜外脂质信号。

2.脑胶质瘤

多发生于灰白质交接部,MRI 检查可明确。

（六）手术治疗

1.手术前评估

（1）根据病人的病史、年龄、影像学资料和病人对治疗结果的期盼,评估手术的风险和手术对病人的益处,决定是否手术。一旦决定手术,还需考虑如何避免或减少手术后并发症的发生。

（2）根据肿瘤与上矢状窦的关系将其分为前、中、后三型。位于上矢状窦中、后三分之一的脑膜瘤,手术后可能出现神经功能障碍,但多数能在手术后几周或几个月内恢复。上矢状窦旁脑膜瘤全切后一般不复发。肿瘤长入上矢状窦者如未能全切除,可待上矢状窦闭塞后,再次手术时连同肿瘤和受累矢状窦一并切除。

2.手术前准备

3.病人体位

4.头皮切口设计

（1）通常采用马蹄形,骨瓣要足够大,必须能完全暴露需切除的肿瘤及受累的颅骨、硬脑膜。

（2）肿瘤位于上矢状窦前 1/3,病人取仰卧位,头部略抬高,可选用冠状头皮切口并将其隐藏在发际内。肿瘤位于上矢状窦中 1/3,病人取仰或侧卧位,头部抬高,以便使肿瘤中心位于最高点,作马蹄形切口,过中线 2cm,皮瓣翻向外侧,如肿瘤中心恰好位于冠状缝上,皮瓣可翻向前方。上矢状窦后 1/3 肿瘤,取侧或俯卧位,头部抬高与手术床面呈 45°角,以便使肿瘤中心位于最高点,取马蹄形切口,过中线 2cm,皮瓣基底位于颞后枕下区。

（七）手术操作

（1）在中线附近作钻孔时,应小心下方的上矢状窦。为防止导板穿过困难,可沿上矢状窦两侧多钻一孔。

（2）锯开颅骨后,用剥离子将颅骨与硬脑膜分开,上矢状窦部分要最后分离（高龄病人硬脑膜不易剥离）。骨瓣也可分两部分翻开:第一部分位于患侧,骨窗内缘离中线1cm,这样可直视下分离窦上部分,骨瓣的第二部分也容易锯下。

（3）翻开并取下游离骨瓣后,要立即处理颅骨板障出血,骨缘封以骨蜡。

（4）硬脑膜表面上的出血可电灼或压以吸收性明胶海绵,硬脑膜中动脉如参与供血,则可将其缝扎。上矢状窦表面的出血,压以吸收性明胶海绵和棉条,数分钟即可止血。骨窗四周悬吊硬脑膜。

（5）如果肿瘤累及颅骨内板和硬脑膜,可用高速颅钻将受累的颅骨磨去。如颅骨侵蚀范围较大,特别是肿瘤已穿透颅骨时,最好保留受累的颅骨与肿瘤连在一起,沿肿瘤四周锯（或咬）开颅骨,然后用咬骨钳咬除受累的颅骨,出血不易控制时,则不必勉强,可将其与肿瘤一并切除。

（6）窦旁脑膜瘤往往从硬脑膜外可以触及。沿肿瘤周边弧形剪开硬脑膜,起点和终点都靠近上矢状窦边缘。尽可能少地暴露正常脑组织,尤其是在颅压较高时。剪开硬脑膜时要小心避免损伤其下方的引流静脉。

（7）中央静脉的保留:位于中央区的大脑上静脉（中央沟静脉）被损伤后,术后病人往往出现严重的对侧肢体瘫痪。上矢状窦中1/3的窦旁脑膜瘤术中,常可见到中央沟静脉跨过肿瘤生长,此时,可沿静脉前后切开肿瘤然后再分块切除瘤组织,尽量保存该静脉。肿瘤较大时,应先作被膜内切除肿瘤。

（8）肿瘤切除:

①一般先行肿瘤内减压,减少肿瘤对周围脑组织的压迫,同时为下一步的操作提供操作空间。如肿瘤质地较韧可使用超声吸引器（CUSA）。肿瘤内出血可电灼,也可用吸收性明胶海绵或止血纱布棉条压迫。

②一旦有了操作空间,尽快处理肿瘤基底以切断肿瘤的主要供血来源,减少后续操作中的出血。

③严格沿肿瘤周边的蛛网膜界面分离肿瘤,来自周围的小供血血管电凝后剪断,分离开的脑组织用棉条保护。分离肿瘤深面时须注意,移位的大脑前动脉及其分支可能与肿瘤粘连,应注意保护。

④必须仔细地将引流到上矢状窦的静脉与瘤壁分离开来,尽可能少牵拉临近的脑组织。

⑤如大脑镰受累,一并切除。

（9）上矢状窦的处理:

①位于上矢状窦前1/3（冠状缝前）的肿瘤如已侵犯窦腔,一般可将肿瘤与上矢状

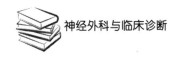

窦一起切除。

②肿瘤位于中、后 1/3 者,如造影和术中证实上矢状窦已闭塞,为减少手术后肿瘤复发机会,也可连同肿瘤一并切除。

③如肿瘤侵入中、后 1/3 上矢状窦但窦腔尚未闭塞,切除该段上矢状窦是危险的。可以切除一侧窦壁后,再修补;也可以切除该段上矢状窦后用大隐静脉或人工血管移植替代,但后者的风险太大,成功率低。

④如果上矢状窦外侧壁残存有少部分的肿瘤,可以将其与肿瘤组织一并切除后修补,也可电灼,电灼同时注意以生理盐水冲洗降温,避免因电灼过热,上矢状窦内形成血栓。

(10)修补硬脑膜后关颅:

硬脑膜缺损可取帽状腱膜或颅骨骨膜修补,或采用人工硬脑膜修补。骨瓣复位固定。颅骨受肿瘤侵蚀破坏严重者须切除并送病理学检查,缺损处行颅骨成形术。

(八)手术后处理

上矢状窦旁脑膜瘤手术后应严密观察,发现并发症(如手术后血肿和脑水肿)并及时处理。

(九)复发及处理

(1)侵犯上矢状窦,而又未能全切的肿瘤,术后易复发。

(2)复发后可再次手术,特别是首次手术时,矢状窦尚未闭塞,再次手术前矢状窦已闭塞者,可将矢状窦连同肿瘤一并切除。

(3)对未能全切的肿瘤术后应辅以放射治疗。

八、大脑凸面脑膜瘤

大脑凸面脑膜瘤(convexity meningioma)是指肿瘤基底与颅底硬脑膜或硬脑膜窦无关系的脑膜瘤,可发生在大脑凸面硬脑膜的任何部位,最常见于额顶叶交界处、冠状缝附近。大脑凸面脑膜瘤占脑膜瘤的 15%。女性稍多于男性,为 1.17:1。

(一)病因

大脑凸面脑膜瘤可有 3 种类型。第一种类型是脑膜瘤主要侵袭颅骨向外生长,骨膜也受累,而对大脑半球表面的压迫和粘连较轻微。第二种类型是脑膜瘤主要长入颅腔内,肿瘤与脑膜紧密粘连,血供主要来源于硬脑膜。脑皮质被压凹陷,形成深入的肿瘤窝。肿瘤与肿瘤窝粘连密切。自脑实质也可有动脉供应。相应的颅骨部分则有刺激性增生(内生性骨疣)。第三种类型是脑膜瘤长入脑实质内,在硬脑膜上的根部很小,而在脑内的肿瘤结节则较大。血供主要来自脑内。这种类型的脑膜瘤手术时切记不能过多地损伤脑组织。

（二）部位分类

通常将凸面脑膜瘤分为四个部位,即:①前区,指额叶;②中央区,包括中央前后回感觉运动区;③后区,指顶后叶和枕叶;④颞区。

以前区、中央区发生率最高,约占三分之二。

（三）临床表现

大脑凸面脑膜瘤病史一般较长。主要表现为不同程度的头痛、精神障碍,半数以上的病人发病半年后可逐渐出现颅内压增高。

局部神经功能缺失以肢体运动感觉障碍多见,肿瘤位于颞区或后区时因视路受压出现视野改变。优势半球的肿瘤还可导致语言障碍。

癫痫以局限运动性发作常见,其肿瘤多位于皮层运动区,表现为面部和手脚抽搐,部分病人可表现为 Jackson 癫痫。感觉性发作少见。有的病人仅表现为眼前闪光,需仔细询问病史方可发现。

有些病人因为头外伤或其他不适,经做头颅 CT 扫描偶然发现。

（四）辅助检查

1. 脑电图

脑电图检查曾经是凸面脑膜瘤的辅助诊断方法之一,近年来已被 CT 和 MRI 所代替。目前脑电图的作用在于手术前、后对病人癫痫状况的估价,以及应用抗癫痫药物的疗效评定。

2. X 线平片

可能发现颅骨骨质针状增生、内板增厚或颅外骨性骨板。

3. CT 和 MRI

根据脑膜瘤的典型表现,对此病多可及时做出明确诊断。MRI 可以准确反映大脑凸面脑膜瘤的大小、结构、邻近脑组织的水肿程度、肿瘤与重要脑血管的关系。MRI 增强图像上,60%～70% 的大脑凸面脑膜瘤,其基底部硬脑膜会出现条形增强带,即"脑膜尾征"(dural tail),为脑膜瘤较为特异性的影像特点。目前认为,这一结构多数为反应性增高的结缔组织或血管组织,少数为肿瘤浸润,手术时应显露并切除,以达到全切肿瘤。

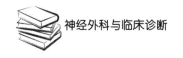

4.脑血管造影

对诊断大脑凸面脑膜瘤,脑血管造影并非必需。如手术前怀疑肿瘤与上矢状窦有关,需行脑血管造影或 MRI 加以证实。脑血管造影还可以了解肿瘤的血运情况和供血动脉的来源(颈内或颈外动脉)。

(五)手术治疗

1.手术前评估

大脑凸面脑膜瘤手术全切后,复发率很低。手术后主要并发症是肢体功能障碍、癫痫和术区血肿。针对每个病人的病史、化验结果、影像学检查特点,综合判断手术的风险代价和对病人的益处,然后决定是否手术。手术前评估时,应考虑如何避免手术后并发症的发生。

2.手术前准备

手术前供血动脉栓塞:对于大脑凸面脑膜瘤而言并非必要,因手术时沿肿瘤切开硬脑膜,供血动脉即可被切断。

3.病人体位

4.切口设计

5.手术操作

(1)开颅:

①可将皮瓣及骨瓣一起翻开,也可钻孔后取下骨瓣;如颅骨被肿瘤侵犯并穿破,可咬除或用锉刀锉平被侵蚀部分;单纯内板受侵蚀,用颅钻磨除受累的内板。

②由颈外动脉供血的大脑凸面脑膜瘤,开颅翻开骨瓣是整个手术出血最多的阶段,应立即采用电凝、缝扎或沿肿瘤切开硬脑膜等方法止血。硬脑膜的出血多来自脑膜中动脉,因此于其近端缝扎是比较简单易行的方法,可避免广泛电灼硬脑膜导致收缩,影响缝合。

③用手指轻轻触摸硬脑膜可确定肿瘤的边界。环绕肿瘤外界剪开硬脑膜。肿瘤与硬脑膜的附着点如果较宽,可沿其四周切开,保留受累的硬脑膜与肿瘤粘连在一起,以便手术中牵拉;如附着点小,可采用马蹄形切口。应尽可能减少脑组织的外露。被肿瘤侵蚀的硬脑膜应去除,用人工硬脑膜或筋膜修补。

(2)分离和切除肿瘤:

①切除和暴露肿瘤可交替进行。

②在脑组织表面的蛛网膜与肿瘤之间逐渐分离,边分离边用棉条保护脑组织。肿瘤较小时可将肿瘤分离后完整切除。肿瘤较大时,可用超声吸引器(CUSA)将瘤内容

逐渐吸除,然后再从瘤表面分离,以避免过度牵拉脑组织。有些软脑膜血管向肿瘤供血,可在分离肿瘤与瘤床之间电凝后剪断,并垫以棉条,直至肿瘤从脑内分离开。

③注意相邻血管(包括动脉和静脉)及功能区皮层的保护,必要时借助神经导航系统确定重要结构(如中央沟)的位置。

(3)止血后关颅:

①彻底止血后待血压恢复到手术前水平,手术野无活动性出血方可关颅。

②严密(不透水)缝合或修补硬脑膜,骨瓣复位固定,常规缝合头皮,在通常情况下可不必放置引流。

6.手术后处理

(1)病人术后应在 ICU 或麻醉康复室观察,直到麻醉清醒。

(2)大脑凸面脑膜瘤术后恢复较平稳,但要注意发生术后血肿或脑水肿的可能。如术后病人迟迟不清醒、出现癫痫发作、清醒后再度意识障碍,或出现新的神经功能障碍,均应及时行脑 CT 扫描,除外术后(水肿)血肿。

(3)抗癫痫药物的应用　术后应常规给予抗癫痫药,防止癫痫发作。应保持血中抗癫痫药的有效浓度,通常给予丙戊酸钠持续静脉泵入(1mg/kg/h),病人完全清醒后改为口服。

(4)使用异体材料行硬脑膜和(或)颅骨修补者,术后可给予抗生素,防止感染。

(5)如病人有肢体运动障碍,术后应被动活动病人的肢体,防止关节失用性僵直和深部静脉血栓形成。为防止深部静脉血栓形成,可给病人穿着弹力袜。

7.预后与肿瘤复发

大脑凸面脑膜瘤手术切除效果好,特别是应用了微创技术,术后一般不会增加病人的神经功能缺损。肿瘤复发较少见,一旦复发,可根据具体情况观察或再次行开颅手术切除肿瘤。

九、大脑镰旁脑膜瘤

大脑镰旁脑膜瘤(parafalcine meningioma)的基底位于大脑镰,常埋入大脑半球的脑实质内,且可向大脑镰两侧生长。占颅内脑膜瘤的 6.47%,居第五位。女性多见,男:女为 1:1.5,平均年龄 49.5 岁。病理以纤维型脑膜瘤居多。依肿瘤部位,分为前、中、后 1/3 三种,其中位于额、顶部者占 80% 左右。

(一)病因

大脑镰旁脑膜瘤以内皮型和纤维型占多数,起始于大脑镰镰旁,不与颅骨内板接

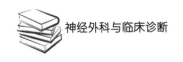

触,因此也不发生局部颅骨的改变。肿瘤可由大脑镰脑膜动脉供血,也可由脑内动脉供血,其前部可来自眼动脉分支,后部来自枕动脉,中部可有脑膜中动脉供血。在肿瘤基底和附近的大脑镰内有多条扩张的静脉。

（二）临床表现

1.颅高压症状和体征

约有三分之二的病人就诊时已有颅内压增高表现,尤以大脑镰后 1/3 脑膜瘤为常见。

2.癫痫

多以对侧肢体或面部局限性发作开始,渐形成全身性发作及意识丧失。癫痫发作以大脑镰前、中 1/3 脑膜瘤多见。

3.局部神经功能障碍

大脑镰旁脑膜瘤大多埋藏在大脑半球纵裂中,位置较深,大脑皮层中央区受累轻,故脑的局限性损害症状较上矢状窦脑膜瘤少见。一旦出现症状,多从足部开始,逐渐影响整个下肢,继而发展为上肢肌力障碍,最后波及头面部。如肿瘤向大脑镰两侧生长,病人可出现双侧肢体力弱,并可伴有排尿障碍,即脑性截瘫或三瘫,需与脊髓病变鉴别。

（三）影像学检查

（1）头颅 X 线平片对本病无诊断价值。

（2）CT 和 MRI 对本病可确诊。可见镰旁单侧或双侧球形或扁平状病变。平扫时为等密度或略高密度（信号）,可带有点状或不规则钙化,与大脑镰附着的基底较宽。增强后强化明显,基底部有"脑膜尾征"。一侧侧脑室可受压移位或变形。肿瘤较大时,压迫静脉使其回流受阻,肿瘤周围可出现水肿。

（3）脑血管造影:脑血管造影所见与其他部位脑膜瘤相仿,但肿瘤染色不紧贴颅顶,与颅骨之间存有间隙。大脑镰脑膜瘤也可有双重供血,前方可来自眼动脉的分支,后方来自枕动脉,中部可有脑膜中动脉供血。此时增粗的脑膜中动脉向上达顶骨内板处又转向下,呈帚状或放射状向中线颅腔内,提示肿瘤附着处在大脑镰上。

（四）手术治疗

1.手术前评估

（1）根据病人的一般状况、体征和实验室检查,尤其是心肺功能、凝血机制、肝肾功能等,确定病人对于全麻手术的耐受能力。

（2）根据影像学资料估计肿瘤切除程度（如全切的可能性）和可能出现的术后并发症，向病人和家属说明。

（3）手术前仔细研究 MRI 的矢状位和冠状位扫描，对确定肿瘤与上矢状窦、脑皮层的关系有帮助。同时须弄清肿瘤与大脑皮层引流静脉以及大脑前动脉的关系。同上矢状窦旁脑膜瘤一样，肿瘤与大脑镰的关系可分为前、中、后 1/3 三部分。据此决定手术时病人的体位和头皮切口。切除大脑镰前 1/3 的脑膜瘤，必要时可结扎上矢状窦，有利于暴露和全切肿瘤。

2. 切口设计

主要位于一侧的大脑镰旁脑膜瘤可行单侧开颅。通常应设计为抵达或稍越过中线的马蹄形切口。双侧生长的巨大大脑镰旁脑膜瘤可行双侧开颅，皮骨瓣都应跨过中线。

3. 手术操作

（1）骨窗应抵达或越过中线。钻孔时，注意勿伤及下面的上矢状窦。

（2）硬脑膜切口距离上矢状窦 1~2cm，可以暴露肿瘤基底即可。待肿瘤内逐渐分块切除减压后，即可获得足够的手术空间。

（3）肿瘤切除：

①如果肿瘤较浅，自纵裂向外牵开半球脑组织 1~2cm，必要时需游离皮层静脉几毫米，即可显露肿瘤。如肿瘤位置较深，可切除小部分覆盖肿瘤表面的脑组织，或电凝后剪断 1~2 支桥静脉，再将半球轻轻牵开，但仅限于非功能区。

②依次暴露出肿瘤的前界、后界，沿肿瘤周边剪开大脑镰后分离肿瘤与周边脑组织的粘连，并通过大脑镰的缺损切除向对侧生长的肿瘤。肿瘤较大时可先切开肿瘤被膜，行囊内分块切除以获得操作空间后再行上述操作。

③肿瘤较大时，其前面多与大脑前动脉相粘连，分离和切除深部肿瘤时应特别小心予以保护，防止造成该动脉及其分支的误伤。

④双侧巨大大脑镰旁脑膜瘤行双侧开颅时，翻开骨瓣后上矢状窦出血可压以海绵。先切开肿瘤较大一侧的硬脑膜，切除这侧肿瘤。然后再切开对侧硬脑膜，切除肿瘤。最后将受累的大脑镰一并切除。

⑤大脑镰前 1/3 的双侧生长的脑膜瘤或肿瘤已侵犯并导致上矢状窦闭塞时，可结扎矢状窦，有利于暴露和全切肿瘤。

⑥中央静脉的保护：开颅后，对中央静脉应加以保护，防止损伤造成术后肢体运动障碍。为此，可自中央静脉前或后方入路，避开中央静脉，在手术显微镜下操作。必要

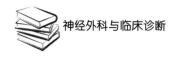

时也可游离皮层静脉数毫米,以利于暴露肿瘤。

4. 预后

(1)大脑镰旁脑膜瘤的手术效果令人满意,手术死亡率约为0.4%。如果连同受肿瘤侵犯的大脑镰一并切除,手术后复发机会极低。

(2)影响手术效果的主要原因是:手术中因暴露肿瘤困难,强行牵拉而导致大脑皮层或中央静脉损伤,术后脑水肿。因此术中牵拉脑组织一定要轻柔。如确实暴露困难,可切除部分"哑区"脑组织,或剪断1~2支无重要功能的桥静脉。

(3)术后定期行影像学随访,对手术后复发者可根据具体情况观察或再次行开颅手术切除肿瘤。

十、脑室内脑膜瘤

脑室内脑膜瘤(intraventricular meningioma)发生于脑室脉络丛的蛛网膜细胞,较少见,约占颅内脑膜瘤的2%,多发于中青年妇女,女:男为2:1。其中以侧脑室脑膜瘤常见,左侧略多于右侧,多位于三角区。偶尔也见第Ⅲ或第Ⅳ脑室脑膜瘤。

(一)病因

具体发病原因尚不清楚。肿瘤多为纤维型,较硬,多位于侧脑室三角部,也可向侧脑室体部或向下角生长,偶尔也见向侧脑室额角发展,其血供多来自脉络膜前动脉和脉络膜后动脉。偶尔也见有第四或第三脑室脑膜瘤的报道。

(二)临床表现

1. 颅高压症状

侧脑室脑膜瘤早期症状不明显,就诊时肿瘤多已较大,病人已出现颅内压增高的表现,如阵发性头痛、呕吐、视盘水肿。变换体位时肿瘤压迫室间孔,可引起急性颅内压增高。第Ⅲ、Ⅳ脑室内脑膜瘤早期即可引起脑脊液循环障碍导致梗阻性脑积水,因此颅内压增高症状出现较早。

2. 局部神经功能障碍

肿瘤侵及内囊时可出现对侧肢体偏瘫。肿瘤位于优势半球时,还可以出现感觉性或运动性失语。其他还包括同向性偏盲。癫痫少见。

(三)影像学检查

1. CT和MRI

根据脑膜瘤的典型影像学表现(除外"脑膜尾征"),CT和MRI是诊断脑室内脑膜瘤最可靠的方法。

2.脑血管造影

可以显示肿瘤的供血动脉。侧脑室脑膜瘤的供血动脉为脉络膜前动脉和脉络膜后动脉。脑血管造影片上可见上述动脉增粗迂曲,远端分支呈引入肿瘤的小动脉网,随后出现典型的脑膜瘤循环。

(四)手术治疗

1.手术前评估

脑室内脑膜瘤被发现时往往较大,应及早确诊尽快手术治疗。根据 CT 和 MRI 了解肿瘤位于脑室的位置,与室间孔和导水管的关系,以及是否合并脑积水,同时选择适当的手术入路。不典型的脑室内脑膜瘤需与脑室内室管膜瘤、脉络丛乳头状瘤、胶质瘤以及生殖细胞瘤相鉴别。

2.手术入路

(1)侧脑室脑膜瘤的手术入路选择原则:①到达肿瘤路径较近;②可早期处理肿瘤的供血;③尽量避免视放射的损伤。

(2)常用手术入路包括:

①顶上小叶(顶间沟)入路:较常用于侧脑室三角区脑膜瘤,可以减少病人手术后肢体无力和视野缺损的发生。有条件时应用神经导航技术可以准确确定三角区脑膜瘤的位置,仅用 2～3cm 的脑沟切口即可深入脑室分块切除肿瘤。手术安全,手术后并发症低;但早期处理肿瘤血供稍差。

②颞中回入路:可用于肿瘤位于侧脑室颞角者,但该入路易造成视放射损伤,优势半球手术可导致语言功能障碍。

③纵裂胼胝体入路:多被用来切除位置更靠侧脑室前部的肿瘤。皮质损伤可引发癫痫。

④枕下正中入路:适用于第Ⅳ脑室脑膜瘤。

⑤Poppen 入路:适用于第Ⅲ室脑膜瘤。

3.手术操作

(1)在距离肿瘤最近或非功能区的皮层处选择适当的脑沟(如顶间沟),避开视放射纤维,将脑沟分开 2～3cm,进入侧脑室三角区。枕下正中入路显露第四脑室脑膜瘤时,可通过分离两侧的小脑延髓裂隙,抬起两侧的小脑扁桃体显露四脑室,而不必切开小脑下蚓部。

(2)尽早暴露阻断肿瘤的供血动脉(如脉络膜前动脉)。

(3)肿瘤小于 3.0cm 时可分离后完整切除。肿瘤较大时,应先于肿瘤内分块切

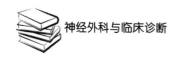

除,待体积缩小后再将残存瘤壁翻出。不可勉强完整切除,以免损伤肿瘤周围的脑组织,尤其是侧脑室壁。

(4)避免出血流入对侧脑室或第三脑室。止血要彻底。

(5)严密缝合硬脑膜,脑室内可不必放置引流管。若放置引流,一般不超过3~5日。

十一、嗅沟脑膜瘤

嗅沟脑膜瘤(olfactory groove meningioma)是指基底位于前颅窝底筛板(硬脑膜)的一类颅底脑膜瘤,约占颅内脑膜瘤的8%~13%,女性发病多于男性,男:女为1:1.2。可向两侧或偏一侧膨胀性生长。

(一)病因

1.发病原因

本病病因尚不清楚。其发生可能与一定的内环境改变和基因变异有关,并非单一因素造成的。可能与颅脑外伤、放射性照射、病毒感染以及合并双侧听神经瘤等因素有关。这些病理因素的共同特点是它们有可能使细胞染色体突变,或细胞分裂速度增快。通常认为蛛网膜细胞的细胞分裂是很慢的,而上述因素加速了细胞分裂速度,这可能就是导致细胞变性早期重要阶段。脑膜肿瘤包括脑膜内皮细胞肿瘤、间叶性非脑膜内皮性肿瘤、原发黑色素细胞病变和组织来源不明的肿瘤4类。

2.发病机制

嗅沟脑膜瘤属于脑膜内皮细胞肿瘤,可能来源于蛛网膜绒毛或胚胎残余。包括11种类型,脑膜内皮型、纤维型、混合型、砂粒体型、血管型、微囊型、分泌型、透明细胞型、脊索样型、淋巴浆细胞型、化生型。其中最常见的是脑膜内皮型,约占嗅沟脑膜瘤的53.5%。

嗅沟脑膜瘤有球形和扁平形两种。球形多见,表面完整或呈结节状,有包膜,常有一"脐"与硬膜相连;扁平形厚度常不超过1cm,广布于硬膜上,以颅底部多见。嗅沟脑膜瘤血管丰富,多由颈外与颈内(或椎基底)动脉双重供血。肿瘤切面呈暗红色,可有片状脂质沉积的奶黄色区,常见编织状结构,有时见钙化砂粒,少数有囊性变。嗅沟脑膜瘤的组织形态有多种表现,但各类型都多少具有嗅沟脑膜瘤的基本结构,含有脑膜内皮细胞成分,细胞排列也常保留蛛网膜绒毛及蛛网膜颗粒的一些特点,呈漩涡状或同心圆状,这些同心圆的中部容易发生透明变性或钙化。瘤组织中可见纤维组织、血管组织、脂肪、骨或软骨以及黑色素等。肿瘤恶性度为Ⅰ级。

（二）临床表现

1. 颅内高压症状和体征

出现较晚,出现症状时肿瘤体积多已很大。

2. 神经功能障碍

（1）嗅觉障碍:嗅沟脑膜瘤早期即可有单侧嗅觉逐渐丧失,但由于单侧的嗅觉障碍可被对侧补偿,而肿瘤侵及双侧嗅神经,造成嗅觉丧失时,又常与鼻炎混淆。因而尽管嗅觉障碍是最常见的症状,病人却不易察觉而不能及时就诊。

（2）视力障碍:既可因颅内压增高所致,也可由肿瘤压迫视神经所造成。如果一侧视神经受压,对侧因颅压增高造成视盘水肿,即为 Foster – Kennedy 综合征。

（3）精神症状

额叶底面受累的结果,表现为:性格改变、记忆力减退和个性消失,也可出现兴奋,幻觉和妄想。老年病人可表现为抑郁。

（4）癫痫和震颤:少数病人可有癫痫发作。肿瘤晚期,压迫内囊或基底节,病人出现锥体束征或肢体震颤。

（5）其他:肿瘤向鼻腔生长,病人可因鼻出血而就诊。

（三）影像学检查

1. X – 线平片

可见前颅窝底包括筛板和眶顶骨质吸收变薄或销蚀而轮廓模糊。也可为筛板和眶顶骨质增生。瘤内广泛砂粒体钙化出现均匀密度增高块影,居于骨质销蚀的前颅窝底上。

2. CT 和 MRI

MRI 可清晰显示肿瘤与周围神经血管组织(如视神经、额叶、大脑前动脉等)的关系。CT 比 MRI 能更好地反应颅底的骨性改变。

3. 脑血管造影

侧位像大脑前动脉垂直段弧形向后移位。大部分病侧筛动脉、眼动脉增粗,远端分支增多或呈栅栏状向前颅窝供血。

（四）手术治疗

1. 手术前评估

（1）需对病人的年龄、一般状况以及心肺、肝肾功能等全身情况进行评估。

（2）根据影像学分析肿瘤的范围、瘤周脑水肿程度、肿瘤与视神经和大脑前动脉

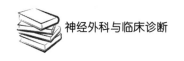

等主要结构的关系以及肿瘤是否突入筛窦、额窦等情况,制定适合的手术方案,包括手术入路的选择、手术中的难点和相应的处置,以及术后可能的并发症。并将以上告知病人和家属。

(3)手术后无法恢复和避免嗅觉障碍。术前视力极差(如眼前指动)或已丧失者,手术后视力恢复的可能性不大,甚至反而加重。

2. 手术前准备

因为供血动脉较细,并有引起眼动脉栓塞的危险,即使肿瘤巨大,也不行术前肿瘤供血动脉栓塞。

3. 手术操作

(1)手术入路:单侧额部开颅(Cushing)和双侧额部开颅(Dandy)两种手术入路,经硬脑膜内切除肿瘤。

①需最大程度暴露前颅窝底的中线部分。病人仰卧位,头部后仰30度,有利于额叶底面从前颅窝底自然下垂,减少术中对脑组织牵拉。

②骨窗前缘应尽量靠近前颅窝底。

③如额窦开放应仔细封闭,以防术后脑脊液鼻漏。

④为保护上矢状窦,可在窦两侧分别钻孔,钻孔后用剥离子尽可能剥离骨孔周围的硬脑膜,用铣刀铣开骨瓣。骨瓣翻起时,仔细剥离骨板下的上矢状窦,将骨瓣游离取下。

⑤硬脑膜和上矢状窦上的出血可压以吸收性明胶海绵。

⑥切开硬脑膜时如遇见桥静脉应尽可能游离保护,必要时可用双极电凝烧断。

(2)切除肿瘤:

①手术过程中应尽量避免反复牵拉脑组织。过度牵拉会加重脑水肿,甚至造成脑挫裂伤和脑内出血。为了便于暴露,必要时可切除覆盖肿瘤表面的部分额极脑组织。

②显露部分肿瘤后即可先处理肿瘤基底,切断肿瘤血供使肿瘤变软和缩小。可使用双极电凝和超声吸引(CUSA)在瘤内分块切除,使瘤体进一步缩小。

③沿肿瘤周边分离,同时与分块切除肿瘤交替进行。

④最后处理肿瘤后极,此处肿瘤与视神经、视交叉、颈内动脉和大脑前动脉关系密切,应在显微镜下仔细分离。若粘连紧密不应强求分离,以免损伤重要结构。

4. 脑脊液漏与颅底重建

①筛板处不可过分的搔刮,以防硬脑膜和筛板被破坏,造成手术后脑脊液鼻漏。但若该处硬脑膜甚至骨质已被肿瘤侵犯,应将之切除后用适当材料修补。

②颅底骨缺损处用钛板等修补。硬脑膜缺损用自体筋膜或其他材料修复。

5.术后并发症及处理

（1）脑脊液鼻漏和颅内感染。

①严密封闭开放的额窦。

②筛窦开放后行颅底重建。

③抗感染治疗。

（2）手术后癫痫。

抗痫治疗。

（3）脑动脉损伤：

①若动脉周围的蛛网膜尚完整可在显微镜下仔细分离

②直视下分离肿瘤周边，尽量避免盲目牵拉肿瘤，以防粘连动脉或其分支撕断

③如粘连紧密，必要时残留部分肿瘤。

（4）视力视野障碍：

①避免牵拉等操作直接损伤视神经、视交叉。

②尽可能保护视交叉和视神经的供血血管，这甚至比保护视路的解剖完整更重要。

十二、鞍旁脑膜瘤

鞍旁脑膜瘤（parasellar meningioma）又称鞍上脑膜瘤（suprasellar meningioma）包括起源于鞍结节、前床突、鞍隔和蝶骨平台的脑膜瘤。

（一）临床表现

1.头痛

多以额部为主，也可以表现为眼眶、双颞部疼痛。

2.视力视野障碍

鞍旁脑膜瘤病人几乎都有不同程度的视力视野障碍，其中约80%以上的病人以此为首发症状。视野障碍以双颞侧偏盲，或单眼失明伴另一眼颞侧偏盲多见。眼底检查可见 Foster - Kennedy 综合征。视神经原发萎缩可高达80%，严重时双侧萎缩。

3.精神障碍

可表现为嗜睡、记忆力减退、焦虑等，可能与肿瘤压迫额叶底面有关。

4.内分泌功能障碍

如性欲减退、阳痿和闭经。

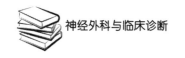

5. 其他

个别病人以嗅觉丧失、癫痫、动眼神经麻痹为主诉就诊。

（二）影像学检查

1. 头颅 X 线平片

可见鞍结节及其附近的蝶骨平台骨质呈结节样增生,有时还可见鞍背骨质吸收,偶尔可见垂体窝变大,类似垂体瘤的表现。

2. 脑 CT 和 MRI

（1）鞍旁脑膜瘤在 CT 片上可见蝶鞍部等密度或高密度区,注射对比剂后肿瘤影像明显增强,骨窗像可见鞍结节骨质密度增高或疏松。

（2）对可疑鞍区病变者,多首先采用 MRI 检查。MRI 可更清晰地显示肿瘤与视神经,颈内动脉以及颅骨之间的关系。矢状、冠状扫描可以判断肿瘤与蝶鞍,视交叉的关系。

（3）对鞍上高密度病变,应注意经脑血管造影与动脉瘤相鉴别,以防术中意外。

3. 脑血管造影

典型征象是,正位像显示大脑前动脉抬高,双侧前动脉起始段合成半圆形。通常眼动脉可增粗并有分支向肿瘤供血,肿瘤染色明显。

（三）手术治疗

1. 手术前评估

（1）需对病人的年龄、一般状况以及心肺、肝肾功能等全身情况进行全麻手术耐受能力的评估。

（2）根据临床和影像学资料等,评估术中难点和术后可能的并发症,并向家属说明。手术前病人的视力很差（如仅有光感）,术后恢复的可能性不大。肿瘤向后上发展,影响到下丘脑,术后可出现严重的下丘脑功能障碍。

（3）保留或改善视力比完全切除肿瘤更有意义。肿瘤与视神经粘连紧密时,可行肿瘤部分切除,使视神经得到充分减压,手术后再行放射治疗。

（4）了解肿瘤与 Willis 环的关系,若估计手术中动脉损伤的概率较高,则有必要进行颈动脉球囊临时阻断实验。

2. 手术前准备

一般不行术前栓塞。

3.手术操作

（1）手术入路：

①经单侧或双侧额底入路：

常用要点为：

开颅时骨窗前缘应尽量靠近颅底,可减少额叶的牵拉。

操作熟练者可在开颅时连同眶上缘一并去除,从而进一步减少对额叶的牵拉。

如肿瘤较大,也可以取过中线的双额开颅,可直视鞍区,清晰显露视神经和垂体柄。

缺点是手术入路的路径较长,肿瘤后极显露欠佳,术后嗅觉障碍。

（2）翼点入路：

①可早期通过打开侧裂松解脑组织张力。

②仅从前外侧牵开额叶即可显露和处理肿瘤基底。

③对肿瘤后极显露良好,可直视下早期分离大脑前动脉及其分支与肿瘤的粘连。

④避免额窦开放,减少脑脊液漏和感染的机会。

⑤避免嗅神经损伤:但对第一间隙显露稍差,同侧视神经和颈内动脉可能阻挡肿瘤的切除。

（3）经半球间（前纵裂）入路。

（4）肿瘤切除：

①先处理肿瘤基底,切断肿瘤的供应动脉。

②对于较大的肿瘤,不可企图完整切除,应先作瘤内分块切除,以减小肿瘤体积。

③边分离便切除肿瘤壁,一般先分离对侧视神经、视交叉,再分离同侧视神经和视交叉,包绕颈内动脉或其分支的脑膜瘤不必勉强切除,以免损伤而造成严重后果。

④肿瘤较大时,其后方常与下丘脑和前动脉（包括其分支和前交通动脉）粘连,分离时应注意小心保护。

⑤手术能全切肿瘤是最理想的,但有时因肿瘤大,与视神经和颈内动脉粘连紧密,病人高龄等不利因素,全切鞍旁脑膜瘤常有困难。在这种情况下,不应勉强全切,可尽量被膜内切除肿瘤,达到视神经充分减压的目的。

（四）手术后并发症

1.视神经损伤

鞍旁脑膜瘤手术后严重并发症之一是不可逆的视神经损伤。手术前视力越差,视神经耐受手术创伤的能力就越弱。手术中不要勉强切除紧贴在视神经上的残存肿瘤。

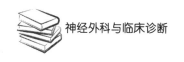

但即使如此,在视神经周围切除肿瘤,很容易损伤视神经或其供血动脉,难免造成原已很差的视力进一步恶化。

2. 嗅神经损伤

经额底入路中将额叶从眶顶分离抬起时,可能造成嗅神经损伤。如可能,可将嗅神经从额底面分离出来,有利于保护。

3. 血管损伤

主要指颈内动脉、大脑前动脉和大脑中动脉及其分支受损而导致脑梗死。梗死面积较大或重要功能区(如下丘脑)梗死可造成严重的神经功能障碍,甚至生命危险。肿瘤较大时可压迫甚至包裹颈内动脉、前交通动脉、大脑前和大脑中动脉及其穿支等。手术中分离被肿瘤包裹的血管或大块切除肿瘤时,可能发生血管的损伤。一旦发生重要动脉的损伤,要尽量对损伤的血管进行显微手术修复,但十分困难,所以,如游离与肿瘤粘连的血管确实困难时,就不要勉强全切肿瘤。另外,手术中的操作还可能造成脑血管痉挛,同样可以引发手术后脑梗死,应予注意。若手术前证实病人可以耐受颈内动脉闭塞,部分病例(不是全部)可牺牲一些血管以获得肿瘤的全切治愈。

4. 下丘脑和垂体柄损伤

表现为意识障碍、高热和电解质紊乱,后果严重,病人可有生命危险。常因肿瘤较大,侵犯下丘脑和垂体柄或其供血动脉,分离肿瘤时造成直接或间接(血管损伤或痉挛)损伤。每日至少二次电解质检查,调节电解质紊乱;记录24小时尿量,若病人每小时尿量超过200ml,持续2~3小时,应给予垂体后叶粉或迷凝治疗(应注意从小剂量开始,防止出现尿闭);高热病人给予冰毯降温;激素替代治疗等。

5. 脑脊液鼻漏

多见于术中额窦或筛窦蝶窦开放,可继发感染(脑膜炎)而造成严重后果。术中需严密封闭额窦,仔细修复颅底硬脑膜和颅骨的缺损。一旦出现可给予预防性抗感染治疗,同时行短期腰椎穿刺脑脊液引流,多数可自愈。不能自愈者应设法修补。

十三、蝶骨嵴脑膜瘤

蝶骨嵴脑膜瘤(sphenoid wing meningioma)是指起源于蝶骨大、小翼骨缘处的脑膜瘤,占全部颅内脑膜瘤的10.96%。男:女为1:1.06。蝶骨嵴脑膜瘤分为内、中、外侧三型。蝶骨嵴内1/3脑膜瘤,又称作床突脑膜瘤,临床表现与鞍旁脑膜瘤相似。

（一）临床表现

1. 颅内压增高

一般不作为首发症状,肿瘤较大时无论哪一型蝶骨嵴脑膜瘤均可出现。

2. 局部症状和体征

取决于肿瘤生长的部位和方向。

（1）视力和视野障碍:内侧型多见。肿瘤早期可直接压迫视神经,并造成视神经孔和视神经管的硬脑膜和骨质破坏,进一步导致视神经受累,甚至失明。

（2）眼球突出:肿瘤向眼眶内或眶上裂侵犯,眼静脉回流受阻所致。

（3）颅神经功能障碍:内侧型脑膜瘤常可累及鞍旁走行的颅神经,包括第Ⅲ、Ⅳ、Ⅵ及Ⅴ第一支的颅神经损害,表现类似海绵窦综合征,如瞳孔散大,光反射消失,角膜反射减退及眼球运动障碍等。

（4）精神症状。

（5）癫痫发作:主要表现为颞叶癫痫。

（6）局部骨质改变:外侧型蝶骨嵴脑膜瘤可侵犯颞骨,出现颧颞部骨质隆起。

（7）对侧肢体力弱。

（8）其他:如嗅觉障碍。

（二）影像学检查

1. 头颅 CT 和 MRI

以蝶骨嵴为中心的球形生长的肿瘤,边界清晰,经对比加强后肿瘤影明显增强。CT 还可显示蝶骨骨质破坏或增生和有无钙化等情况。MRI 可显示肿瘤与周边软组织的关系,包括脑叶、颈内动脉、大脑前、中动脉、视神经等。

2. 脑血管造影

显示肿瘤的供血动脉,肿瘤与主要血管的毗邻关系。内侧型蝶骨嵴脑膜瘤的供血动脉主要来自眼动脉分支,如肿瘤向前颅窝发展可见筛前动脉供血。颈内动脉虹吸弯张开,有时颈内动脉受肿瘤直接侵犯,表现为管壁不规则。外侧型蝶骨嵴脑膜瘤的血液供应主要来自颈外动脉分支,如脑膜中动脉,出现典型的放射状肿瘤血管,肿瘤染色在静脉期比动脉期还明显。大脑中动脉因肿瘤压迫而被抬高。在脑血管造影时见到颈外动脉供血者,可同时行血管栓塞术以减少术中出血。

3. 磁共振频谱（MRS）

乙酰天冬氨酸（NAA）峰值和磷酸肌酸/肌酸（PCr/Cr）明显缩小是脑膜瘤的典型

改变,1HMRS 对肿瘤分级及复发有帮助。

4. 正电子发射扫描(PET)

可用于评价肿瘤有无复发及恶性程度。

5. 颅骨 X 线平片

可见骨增生(弥漫性骨增厚、放射状骨针样改变、硬化型骨增生)、骨破坏(可累及内板、全层甚至达皮下、肌肉下)、血管压迹(一簇分支状或放射状的血管压迹)和肿瘤钙化(钙斑密集而成雪花状或团块状)。

(三)诊断

对有上述典型表现或有长期头痛、成人癫痫、精神改变、颅骨局限性肿块、眼底视盘水肿者均应想到本病的可能性。

(四)鉴别诊断

1. 硬脑膜转移癌

多有原发肿瘤及肺部、肝脏等部位转移病史,常合并颅骨破坏和脑实质多发转移灶,在 MRI 上可有硬膜外脂质信号。

2. 脑胶质瘤

多发生于灰白质交接部,MRI 检查可明确。

(五)手术治疗

1. 手术前评估

(1)需对病人的年龄、一般状况以及心肺、肝肾功能等全身情况进行全麻手术耐受能力的评估。

(2)根据病人的临床症状和体征,结合影像资料评估手术难度和可能的并发症,肿瘤是否可以全切除等。

①MRI 可以确定肿瘤与周围组织的关系,脑膜瘤边界清楚蛛网膜完整者,手术中较易分离。

②广泛切除受累的颅底骨质及硬脑膜,可以防止手术后肿瘤复发。但需要颅底重建,防止术后脑脊液漏。

③内侧型肿瘤可包绕视神经和颈内动脉,或侵犯眶上裂和海绵窦,常常不能全切除。手术后往往还会残留一些症状,而有些神经功能障碍甚至加重。

④对内侧型肿瘤,年轻病人出现较重的临床症状或影像学显示肿瘤处于生长状态应选择手术。老年病人手术后并发症和死亡率都较高,选择手术应慎重。肿瘤若较小

可观察,伴有明显症状者可考虑行放射治疗。对外侧型肿瘤,一般均考虑手术。

2.手术前准备

对于肿瘤包裹颈内动脉的病人,术前可行压颈试验或颈内动脉暂时闭塞试验来评估代偿情况。

3.病人体位

病人仰卧位,病变同侧肩下垫一沙袋。使用头架将头固定在手术床上,头部应高于右心房,以降低静脉压。头部向对侧旋转30°～40°,令颧弓与地面平行。头顶下垂15°～30°,使额、颞叶从前、中颅窝垂下,减少牵拉脑组织。手术中可依暴露的需要转动病人的头位。

4.手术入路

无论是内侧型抑或外侧型蝶骨嵴脑膜瘤,目前多采用以翼点为中心的额颞部入路(翼点入路或改良翼点入路)。

5.手术操作

(1)皮瓣范围取决于肿瘤大小,头皮弧形切口起自颧弓,耳前0.5～1cm,向前上至发际内近中线处。避免损伤颞浅动脉和面神经分支。

(2)保留1cm的筋膜在颞上线上,用于骨瓣复位时缝合肌肉,避免使用电刀分离颞肌,减少手术后颞部肌肉萎缩。

(3)翻开骨瓣后可用高速电(气)钻将蝶骨嵴尽量磨除,直至肿瘤基底。在硬脑膜外肿瘤附着处用骨蜡止血,此举对减少外侧型脑膜瘤出血尤为重要。根据肿瘤大小,骨窗可向额部、颞部扩大。

(4)在翻开骨瓣时,如果脑膜中动脉破裂,应尽快将骨瓣取下,电凝或缝扎该动脉,以减少出血。

(5)必要时可以切端颧弓,以使颅底的暴露更低、更充分。

(6)硬脑膜切口呈弧形,以蝶骨嵴为基底。切开硬脑膜后将其向前下翻开,并悬吊在颞肌上。

(7)肿瘤暴露:分离外侧裂暴露肿瘤,减少对脑组织牵拉。大脑中动脉及其分支与肿瘤的关系。如肿瘤外面覆盖一薄层脑组织,难以完好保留时,可将这层脑组织切除以便于暴露肿瘤。

(8)肿瘤切除:

①对于直径大于2cm的内侧型肿瘤,一般不要企图完整切除,以免损伤重要的血管和神经组织。

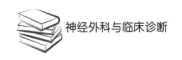
②先用双极电凝电灼肿瘤基底。若瘤体阻挡基底的处理,也可先在肿瘤内分块切除,待基底显露后再切断肿瘤供血。

③沿肿瘤外周分离,注意保护颈内动脉、大脑前、大脑中动脉的主干和分支、视神经、下丘脑和垂体柄等重要结构。如分离困难,可残留与之粘连的部分瘤壁,严禁强求分离而给病人造成严重的后果。

④一旦颈内动脉破裂,可先以海绵、肌肉压迫止血,同时在病人颈部压迫颈动脉,降低颈动脉压,在显微镜下缝合修补,或利用环绕动脉瘤夹修复破裂的颈内动脉。如均不奏效,只得结扎颈内动脉,同时行颞浅动脉与大脑中动脉分支吻合以减轻术后脑缺血损害程度。

(9)修补硬脑膜:肿瘤切除后检查硬脑膜的破损程度,可选用自体骨膜、筋膜、阔筋膜或人工硬脑膜等修补,严密缝合,防止手术后脑脊液漏。

(10)若术后不需脑脊液引流(为防止脑脊液漏),手术结束时拔除腰椎穿刺引流管。

(六)术后并发症及处理

1. 手术后颅内压增高

手术后颅内血肿、脑水肿、脑挫伤和脑梗死等都可能出现颅内压增高,情况严重者若不能及时发现和处理可引起脑疝和生命危险。应密切观察,必要时行 CT 扫描。加强脱水和激素治疗,可给予甲泼尼龙 80～120mg 或者地塞米松 10～20mg,每天 1～2次。保守治疗不能控制病情时应及时手术清除血肿和水肿坏死的脑组织,必要时行去骨瓣减压术。

2. 手术后癫痫

3. 手术后脑梗死

4. 深静脉血栓形成和肺栓塞

对于未能全切的内侧型蝶骨嵴脑膜瘤的病人,手术后可辅以放射治疗,以延长肿瘤复发的时间。如肿瘤复发,可考虑再次手术切除。

十四、海绵窦脑膜瘤

海绵窦脑膜瘤(meningiomas of the cavernous sinus)是指发生于海绵窦壁的脑膜瘤。原发于海绵窦内的脑膜瘤少见。从广义上讲,凡是累及海绵窦的脑膜瘤(meningioma involving the cavernous sinus)均属海绵窦脑膜瘤范畴,如蝶骨嵴内侧脑膜瘤、鞍旁脑膜瘤、中颅窝底脑膜瘤、岩斜脑膜瘤等,都可能侵及海绵窦(继发海绵窦脑膜瘤)。

手术切除困难,难以彻底,术后并发症多。

（一）病因

海绵窦脑膜瘤是指原发于海绵窦内或由海绵窦外侵入海绵窦内的脑膜瘤。

（二）诊断

1.临床表现

（1）头痛:原发海绵窦脑膜瘤症状出现较早,头痛可能是本病的早期症状。

（2）颅神经功能障碍:累及走行于海绵窦的颅神经可出现相应症状和体征,第Ⅲ、Ⅳ、Ⅴ和Ⅵ颅神经麻痹常见,如眼外肌麻痹,三叉神经的第一或第二支分布区疼痛。肿瘤压迫视神经可出现视力视野障碍等。

（3）眼球突出。

（4）来自颅底其他部位的脑膜瘤累及海绵窦者,病人早期先有肿瘤原发部位的症状,而后逐渐出现海绵窦受损害的症状。

2.影像学检查

（1）头颅 CT 和 MRI:根据肿瘤的部位和脑膜瘤的典型表现可以早期诊断海绵窦脑膜瘤。注意区分原发海绵窦脑膜瘤与继发海绵窦脑膜瘤,后者肿瘤较大,可能合并骨质破坏、周围脑水肿和脑组织受压等表现。

（2）脑血管造影:可了解颈内动脉与肿瘤的关系,如颈内动脉的移位或被包绕。虹吸弯增大等,同时有助于了解肿瘤的供血情况。此外,脑血管造影还有助于与海绵窦血管瘤相鉴别。

（三）治疗

1.治疗方法的选择

一般有三种:

（1）临床观察。

（2）放射治疗。

（3）手术治疗(或"手术 + 放射治疗"的综合治疗)。

海绵窦脑膜瘤生长较缓慢,就诊时症状往往相对较轻微。而手术治疗因涉及复杂的神经和血管等重要结构,危险性较大,肿瘤难以完全切除,原有的颅神经功能障碍多数加重,且极易出现新发的颅神经受损,故应慎重选择手术治疗。放射治疗仅对部分脑膜瘤有效。同时,放射治疗也可产生并发症(如放射性坏死)。所以海绵窦脑膜瘤治疗方法的选择原则不同于其他脑膜瘤,一般来讲:

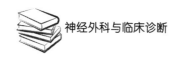

①无论病人的年龄,只要症状轻微,均可暂时予以观察,定期作临床和影像学 CT、MRI 随访。一旦发现肿瘤有进展变化,再考虑放射治疗或手术治疗。

②症状明显的老年病人和手术后复发肿瘤建议行放射治疗。

③若病人一般状况许可且海绵窦症状逐渐加重,在病人对病情、手术治疗目的以及手术后可能发生并发症表示理解和接受的前提下,可考虑手术治疗。

2. 手术治疗

(1)手术入路:常用入路包括:

①翼点入路:可通过切断颧弓来减小对脑组织的牵拉。

②颅眶颧入路。

(2)手术原则:

①不可强求完全切除肿瘤。如果手术中解剖结构不清楚,或肿瘤与颅神经和颈内动脉等重要结构粘连紧密,全切肿瘤会不可避免地造成损伤,可行肿瘤次全或大部切除,手术后再辅以放射治疗。

②切除海绵窦内的肿瘤时如发生出血,应注意判断出血来源,静脉窦的出血使用吸收性明胶海绵、止血纱布等止血材料或肌肉填塞不难控制;若系颈内动脉破裂出血,则需设法修补。

十五、脑桥小脑角脑膜瘤

脑桥小脑角脑膜瘤(cerebellopontine angle meningioma)主要是指起源于岩骨后面(内听道后方)的脑膜瘤。在脑桥小脑角肿瘤中,继听神经瘤和胆脂瘤之后,居第三位。以中年女性为多,女:男约为 1.5:1。

(一)疾病概述

桥小脑角脑膜瘤的首例报告可追溯到 1855 年。Cushing 在 1928—1938 年报告了6 例。但效果都不够理想,平均术后存活 12 个月。桥小脑角脑膜瘤的手术处理困难,因为有众多重要神经血管缠绕,所以术后效果差。近年,随着显微手术的发展,本病的治疗取得较大进展。1980 年 Yasargil 报告切除 30 例桥小脑角脑膜瘤全部成功。桥小脑角肿瘤中以听神经瘤多见,占 70% ~80%,脑膜瘤仅占 6% ~8%,胆脂瘤占 4% ~5%。本组 199 例桥小脑角脑膜瘤占 6.33%,居后颅凹肿瘤第 3 位,在听神经瘤和胆脂瘤之后。发病以中年女性为多,平均年龄 43.8 岁,女:男为 1.53:1。依肿瘤发生位置不同,本病以第 V、Ⅶ、Ⅷ颅神经损害和小脑功能障碍最常见。晚期肿瘤较大时可合并颅内压增高。

听神经损害最多见,90%以上病人有听力障碍和早期耳鸣。眩晕比较少见。前庭功能试验和电测听检查多可发现异常。面肌抽搐或轻度面瘫是面神经损害早期表现,本组共 137 例,占病例总数的 68.8%。

病人面部麻木、感觉减退、角膜反射消失,颞肌萎缩等三叉神经损害表现也较常见,本组病人 130 例,占 65.3%。有 18 例是以三叉神经痛为主诉来就诊的。

小脑受压,易出现小脑体征。如走路不稳,粗大水平眼震以及患侧共济失调。本组中有 2/3 的病人来院时已有小脑体征。

本组约有一半病人来院时已有眼底视盘水肿。本病出现吞咽发呛,声音嘶哑等后组颅神经损害表现比较少见。

(二)疾病病因

桥小脑角脑膜瘤的首例报告可追溯到 1855 年。Cushing 在 1928～1938 年报告了 6 例。但效果都不够理想,平均术后存活 12 个月。桥小脑角脑膜瘤的手术处理困难,因为有众多重要神经血管缠绕,所以术后效果差。近年,随着显微手术的发展,本病的治疗取得较大进展。1980 年 Yasargil 报告切除 30 例桥小脑角脑膜瘤全部成功。桥小脑角肿瘤中以听神经瘤多见,占 70%～80%,脑膜瘤仅占 6%～8%,胆脂瘤占 4%～5%。本组 199 例桥小脑角脑膜瘤占 6.33%,居后颅凹肿瘤第 3 位,在听神经瘤和胆脂瘤之后。发病以中年女性为多,平均年龄 43.8 岁,女∶男为 1.53∶1。

(三)诊断

1.临床表现

(1)肿瘤生长缓慢,早期症状不明显。

(2)颅内压增高:多见于后期肿瘤较大时。

(3)局部神经功能障碍:以第 V,Ⅶ,Ⅷ颅神经损害和小脑功能障碍最常见:

①听神经损害居首位,表现为耳鸣和听力下降。

②面肌抽搐或轻、中度面瘫。

③面部麻木,角膜反射消失,颞肌萎缩,个别病人以三叉神经痛为主诉。

④小脑症状和体征,包括走路不稳,粗大水平眼震以及患侧肢体共济失调。

⑤后组颅神经功能障碍,包括声音嘶哑、饮水呛咳、吞咽困难等。

2.影像学检查

(1)脑 CT 和 MRI:

①诊断脑桥小脑角脑膜瘤首选 MRI 检查。

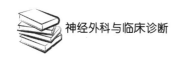

②脑桥小脑角脑膜瘤在 MRI 上边界清楚,呈卵圆形,基底附着宽;不增强时多呈等 T1 和等 T2 信号,注射对比剂后出现明显均一强化;往往与小脑幕有粘连。

③MRI 可清晰显示肿瘤与周围结构的关系,特别是对脑干和基底动脉的压迫情况。

④CT 可能显示肿瘤内钙化,岩骨骨质破坏或增生,内听道一般不扩大(可借以与听神经瘤相鉴别),有时可见岩骨尖骨质增生或破坏。

(2)脑血管造影:正位像可以显示大脑后动脉及小脑上动脉向内上移位,肿瘤向斜坡发展时,基底动脉向对侧移位。侧位像可见小脑后下动脉向下移位,同时可见肿瘤染色。目前一般不再采用脑血管造影来诊断脑桥小脑角脑膜瘤。

(四)治疗

1. 治疗方法选择

(1)对症状轻微的脑桥小脑角脑膜瘤病人,可以手术,也可随访观察。

(2)肿瘤较小(＜3cm),或病人不能耐受全麻手术,或病人拒绝手术时,可考虑立体放射外科治疗。

(3)肿瘤较大(＞3cm),病人症状明显或病人虽尚无症状,但肿瘤增长较快,出现进展性神经功能损失时,建议手术治疗。

2. 手术治疗

(1)手术入路:

①枕下乙状窦后入路。

常用手术入路。

开颅时需向外侧扩展骨窗完全暴露出乙状窦后的硬脑膜,有助于将乙状窦向外侧牵拉,消除骨窗与岩骨后表面的夹角。

开放的乳突气房用骨蜡严密封堵。

避免过分牵拉小脑。手术中首先通过释放小脑延髓池的脑脊液,松解脑组织张力。

②颞底经小脑幕入路:

优点:术野较宽阔,可以直接看到肿瘤的上极,基底动脉,第Ⅲ,Ⅳ,Ⅴ颅神经显示更清楚。

缺点:牵拉颞叶会造成颞叶脑组织和 Labbe's 静脉损伤,术后脑水肿严重,甚至会造成病人癫痫和偏瘫。

（2）手术操作（以乙状窦后入路为例）：

①自后向前电凝分离肿瘤与小脑幕岩骨后的附着处，阻断肿瘤的供血。

②当第Ⅸ、Ⅹ对颅神经包绕肿瘤时，应仔细分离避免损伤。如肿瘤较大，与附近的神经或动脉粘连紧密，应先作肿瘤内分块切除（超声吸引器），待肿瘤体积缩小后再继续分离，最后将肿瘤壁取出。

③切除受累的硬脑膜和小脑幕，切除困难时可用双极电凝或激光处理，防止肿瘤复发。

④有条件时，在实时神经导航下切除脑桥小脑角脑膜瘤，可减少对重要神经血管的损伤，提高手术效果。

⑤应尽量靠近肿瘤侧电灼和剪断肿瘤供血动脉。在切除肿瘤时注意岩静脉、小脑上动脉、小脑前下动脉、小脑后下动脉、内听动脉、脑干和周围的颅神经的辨认和保护。如果肿瘤与颅神经和动脉粘连甚紧，不应勉强切除肿瘤，采用双极电凝或激光烧灼残存的肿瘤组织。

⑥术中神经电生理监测有助于面、听神经和三叉神经的辨认和保护。

⑦术中对脑干、三叉神经或后组颅神经的刺激可引起明显的心率、血压改变，严重时应暂停手术。

（3）术后并发症：

①颅神经功能障碍，如面神经瘫痪、听力丧失、同侧三叉神经分布区的感觉障碍等，个别病人还可出现面部疼痛。后组颅神经功能障碍时，病人咳嗽反射减弱或消失，可引起误吸，必要时行预防性的气管切开。

②脑脊液漏：多由于硬脑膜缝合不严密或乳突气房封闭不严引起。可行腰椎穿刺引流脑脊液缓解。必要时行二次手术修补。

③小脑挫伤、水肿甚至血肿，由于术中对小脑牵拉较重所致。严重时可导致病人呼吸骤停。术中若发现小脑组织异常肿胀，应及时探明原因，必要时切除挫伤水肿的小脑组织，清除血肿。术后严密观察病情变化，必要时复查 CT，如证实颅内血肿或严重脑水肿（肿胀），应及时行二次手术处置。

十六、岩骨斜坡区脑膜瘤

岩骨斜坡区（岩斜区）脑膜瘤（petroclivus meningioma）是指基底位于三叉神经节压迹以下，内耳门以内和颈静脉结节以上区域的脑膜瘤。临床不少见，约占全部颅内脑膜瘤的 6.47%。以女性居多，男：女约为 1:4。解剖学上认为岩骨斜坡区是指由蝶

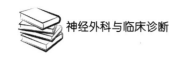

骨、颞骨和枕骨所围成的区域,这些骨构成了颅底的中、后颅窝。发生于此区的脑膜瘤,不同的作者又将其细分为海绵窦脑膜瘤、中颅窝脑膜瘤、脑桥小脑角脑膜瘤、岩骨尖脑膜瘤、斜坡脑膜瘤、枕大孔区脑膜瘤等。而位于后颅窝上 2/3 斜坡和内听道以内岩骨嵴的肿瘤,由于其位置深在,常累积多条脑神经及血管结构,手术难度大,近年来愈引起更多学者的重视。因此,有学者根据肿瘤的发生部位、生长方向、临床表现和手术入路的不同,将该区肿瘤分成三型:1. 斜坡型 由岩骨斜坡裂硬膜内集居的蛛网膜细胞群长出,向中线发展至对侧。瘤体主要位于中上斜坡,将中脑、脑桥向后压迫。由脑膜垂体干、脑膜中动脉脑膜支、椎动脉斜坡支参加供血。2. 岩斜型 肿瘤由岩骨斜坡裂长出向一侧扩延,瘤体主要位于中斜坡及小脑脑桥角,肿瘤主要由脑膜垂体干、椎动脉枕支和斜坡支、枕动脉岩骨支供血。3. 蝶岩斜坡型 肿瘤由蝶骨斜坡裂长出,向外侧延伸至蝶鞍旁、中颅窝、岩骨尖,经小脑幕裂孔向鞍背发展。脑血管造影显示脑膜垂体干、脑膜中动脉脑膜支、咽升动脉斜坡支参加供血。

（一）发病机制

脑膜瘤可来源于脑膜的蛛网膜细胞、成纤维细胞和血管,多数来源于蛛网颗粒的蛛网膜细胞。脑膜瘤一般生长缓慢。肉眼观观察肿瘤多呈圆形,分叶状或不规则形,质韧或硬,边界清晰。周围脑组织有受压的凹陷或切迹。肿瘤基底位于斜坡、岩骨尖或岩嵴,并可引起局部的骨质破坏。显微镜下主要分为以下几种类型:①脑膜内皮型脑膜瘤;②成纤维细胞型;③过渡型;④血管型,包括血管型、血管母细胞型和血管外皮细胞型三个亚型;⑤恶性脑膜瘤等。

（二）诊断

1. 临床表现

（1）颅内压增高症状和体征:头痛是本病的常见症状,就诊时多有视盘水肿。

（2）多组颅神经功能障碍:

①第Ⅴ颅神经损害常见,病人出现面部麻木、颞肌萎缩和角膜反射消失。

②眼球运动障碍。

③听力障碍。

④周围性面瘫。

⑤肿瘤向下发展可侵犯后组颅神经,出现咽反射消失、饮水呛咳和吞咽困难。

（3）共济障碍:肿瘤压迫小脑和桥臂所致,表现步态不稳、肢体共济失调等。

（4）肢体运动障碍和椎体束征:多由脑干受压所致。

2.影像学检查

(1)头颅平片:可见岩斜区骨质增生或吸收,偶见瘤内钙化。

(2)脑 CT 和 MRI:能清楚显示肿瘤并确定诊断。

(3)脑血管造影:可见基底动脉明显向背侧和对侧弧形移位,管径变细。

(三)手术治疗

1.手术前评估

(1)需对病人的年龄、一般状况以及心肺、肝肾功能等全身情况进行全麻手术耐受能力的评估。

(2)根据临床和影像学资料等,选择适当的手术入路,评估肿瘤全切除的可能性,并向家属说明术后可能的并发症。

(3)通过 T2 像信号高低可初步判断肿瘤的软硬。脑干与肿瘤界面消失伴有脑干 T2 像信号增高,表示两者粘连较紧,肿瘤已破坏脑干表面的软脑膜,且供应脑干的血管参与肿瘤的供血,术中分离困难,预后不好。

(4)由于术前多数病人症状较轻,但手术切除难度大,术后并发症较多,术前应反复向病人及家属交代以上情况,达成共识。

2.手术入路

(1)颞下经小脑幕入路:传统入路,操作较为简单,可通过磨除岩嵴来增加对岩尖区的显露。但对颞叶牵拉较多,Labbe 静脉损伤的可能性大。

(2)枕下乙状窦后入路:传统入路,为神经外科医师所熟悉。缺点是必须通过面听神经和后组颅神经之间的间隙切除肿瘤,路径较长,且对脑干腹侧显露较差。

(3)乙状窦前入路:是切除岩斜区脑膜瘤可选择的入路之一。通过不同程度的岩骨磨除可分为乙状窦前迷路后入路,经迷路入路和经耳蜗入路三种。此入路的优点在于对颞叶的牵拉小,Labbe 静脉保护好;到达肿瘤的距离短;对脑干腹侧显露好;可早期处理肿瘤基底,切断肿瘤供血,减少出血等。若病人存在有效听力,术中应尽量避免损伤半规管和内淋巴囊。骨腊严密封闭岩骨气房,防止脑脊液漏。

3.分离和切除肿瘤

(1)手术显微镜下先进行瘤内分块切除,得到足够的空间后即开始利用双极电凝处理肿瘤基底。

(2)主要在三叉神经前、后间隙,严格沿肿瘤与脑干之间的蛛网膜界面分离。

(3)分块切除肿瘤,严禁因力求完整切除而增加对颅神经和脑干的牵拉。

(4)术中应仔细辨认和保护基底动脉及其供应脑干的分支。

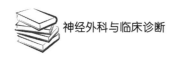
（5）如果肿瘤与脑干粘连紧密,可残存少量肿瘤组织,不要为全切肿瘤而造成术后严重的并发症。

（6）切开麦氏囊可切除侵入海绵窦的部分肿瘤。

4.手术并发症

（1）颅神经功能障碍:滑车神经、外展神经、三叉神经受损的概率较高,其次是面、听神经和后组颅神经功能障碍。

（2）肢体运动障碍。

（3）共济障碍。

（4）脑脊液漏,原因是手术中磨除岩骨时,骨蜡封闭不严。为了避免脑脊液漏,手术中还须严密缝合硬脑膜,必要时,用肌肉或脂肪填塞。手术后一旦发生脑脊液漏,可采用腰椎穿刺脑脊液持续引流。

（5）脑挫伤,脑内血肿,Labbe 静脉损伤等。术中应避免颞叶的过度牵拉。

（6）下肢血栓和肺栓塞:多因长期卧床引起,肺梗死、可造成猝死。术后应鼓励病人尽早下床活动,否则应给予药物(如速避凝)和弹力袜等预防措施。

十七、枕骨大孔区脑膜瘤

枕骨大孔区脑膜瘤(meningioma of the foramen magnum)是指发生于枕骨大孔四周的脑膜瘤。此类脑膜瘤较少见,多发生于枕骨大孔前缘,向后可造成对延髓和上颈髓的压迫。女性多见。

（一）疾病概述

枕骨大孔脑膜瘤是指发生于枕骨大孔四周的脑膜瘤,其中一半发生于枕骨大孔前缘,常造成对延髓的压迫。肿瘤可向下延伸到第二颈椎。

（二）诊断

1.临床表现

（1）病程较长,发展缓慢。

（2）局部症状明显,而颅内压增高症状多不常见(伴有梗阻性脑积水时可出现)。

①颈部疼痛:最常见的早期临床表现,往往发生于一侧。

②肢体力弱和(或)麻木,伴锥体束征。单侧或双侧上肢多见,可伴有肌肉萎缩;肢体痛觉或温度觉的减退或丧失等。

③后组颅神经功能障碍:表现有声音嘶哑、饮水呛咳、吞咽困难、一侧舌肌萎缩、伸舌偏斜等。

④平衡功能障碍:如步态不稳。

2.影像学检查

(1)MRI:是诊断枕大孔区脑膜瘤的首选和必要的检查。根据脑膜瘤的典型影像学特点多可明确诊断。

(2)脑血管造影:显示肿瘤与椎动脉及其分支的关系。

（三）手术治疗

1.手术前评估

(1)需对病人的年龄、一般状况以及心肺、肝肾功能等全身情况进行全麻手术耐受能力的评估。

(2)根据临床和影像学资料等,选择适当的手术入路,评估术中难点和术后可能的并发症,并向家属说明,如:因肿瘤与颅神经、椎动脉或延髓粘连紧密而无法完全切除;术后因吞咽困难需鼻饲饮食,呼吸功能障碍需气管切开,肢体活动障碍(甚至四肢瘫)而可能长期卧床等。

MRI 可清晰显示肿瘤的部位和生长方向、延髓受压程度以及肿瘤与周边组织的关系。通过 T2 像信号高低可初步判断肿瘤的软硬。延髓与肿瘤界面消失伴有延髓 T2 像信号增高,表示肿瘤已破坏延髓表面的软脑膜,两者粘连较紧,分离困难,预后不好。

2.手术入路

(1)枕下正中入路:适合于肿瘤位于延髓背侧和背外侧者。

(2)远(极)外侧入路:目前处置枕大孔区脑膜瘤最常用的入路。可直视延髓腹侧和枕大孔前缘,适合位于延髓腹侧和腹外侧的脑膜瘤。利用该入路可早期处理肿瘤基底,切断肿瘤血供,同时对延髓牵拉小。可选择性磨除枕髁后三分之一(远外侧经髁入路)而进一步增加对延髓腹侧的显露。

(3)经口腔入路:适合延髓腹侧肿瘤。因脑脊液漏发生率高,显露有限,目前已很少使用。

3.分离和切除肿瘤

(1)手术显微镜下先进行瘤内分块切除,得到充分的空间后利用双极电凝处理肿瘤基底。

(2)肿瘤血供切断后会变软,再严格沿肿瘤与延髓之间的蛛网膜界面将肿瘤向外方牵引分离。

(3)遵循"边处理基底,边分离,边切除"的原则分块切除肿瘤。严禁因力求完整切除而增加对延髓的牵拉和压迫。

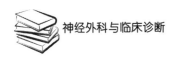

（4）在显微镜下仔细分离和保护颅神经和重要血管。

（5）如果肿瘤与延髓或椎动脉等重要结构粘连紧密，可残存少量肿瘤组织，不要为全切肿瘤而损伤这些重要结构，造成术后严重的并发症。

（四）术后并发症

1. 呼吸障碍

主要是由于延髓直接或间接（血管痉挛）损伤导致呼吸中枢功能障碍，或膈肌运动障碍所致。建议早期行气管切开，保持呼吸道通常，必要时行呼吸机辅助通气。

2. 后组颅神经损伤

表现为饮水呛咳、吞咽困难、咳嗽反射低下（可导致误吸）等，可给予鼻饲饮食，保持呼吸道通畅。

3. 肢体运动和感觉障碍

延髓损伤或椎动脉痉挛等原因所致。按摩和被动锻炼可防止关节和韧带僵硬萎缩。高压氧治疗对于肢体功能的恢复有一定帮助。因长期卧床，应使用药物（如速避凝）和弹力袜防止下肢血栓形成和肺栓塞。

十八、恶性脑膜瘤

恶性脑膜瘤（malignant meningioma）是指某些脑膜瘤具有恶性肿瘤的特点，表现为肿瘤在原部位反复复发，并可发生颅外转移。占所有脑膜瘤的 0.9% ~ 10.6%。发生转移是恶性脑膜瘤的特征之一。恶性脑膜瘤的发生率占颅内脑膜瘤的 0.9% ~ 10.6%，平均为 2.8%。男性发病多于女性，男：女为 8：1，发病的年龄较轻。

（一）发病机制

恶性脑膜瘤生长快肿瘤多向四周脑内侵入，使周围脑组织胶质增生。随着反复手术切除，肿瘤逐渐呈恶变，最后可转变为脑膜肉瘤。其中良性脑膜瘤中的血管网状细胞瘤最常发生恶变。

世界卫生组织（WHO）根据组织病理学特点，将脑膜瘤分为 4 级，其中 3 级为恶性脑膜瘤，4 级为肉瘤。分级的依据有 6 个标准：细胞数增多，结构消失，核多形性有丝分裂指数局部坏死和脑组织受侵犯这 6 个标准除脑受侵犯外每个标准又分为 4 级，即 0 ~ 3 级，脑受侵为 1 分无为 0 分。总分在 7 ~ 11 为 3 级属恶性脑膜瘤，>11 分为 4 级属肉瘤也有人认为脑膜肉瘤不属脑膜瘤。恶性脑膜瘤病理特点是细胞数增多细胞结构减少，细胞核多形性并存在有丝分裂瘤内有广泛坏死。

恶性脑膜瘤可发生颅外转移，主要转移至肺（占 35%）骨骼肌肉系统（17.5%）以及肝和淋巴系统。转移可能与手术操作有关。此外,肿瘤侵犯静脉窦、颅骨、头皮,也可能是造成转移的原因。另外恶性脑膜瘤也可经脑脊液播散种植。有人认为恶性脑膜瘤的转移至少占脑膜瘤的1/1000。

（二）病理学特点

1.病理评分与分级

世界卫生组织(WHO)根据组织病理学特点,将脑膜瘤分为4级,其中3级为恶性脑膜瘤,4级为脑膜肉瘤。分级的依据有6个标准:

（1）细胞数增多(0～3分)。

（2）结构消失(0～3分)。

（3）核多形性(0～3分)。

（4）有丝分裂指数(0～3分)。

（5）局部坏死(0～3分)。

（6）脑组织浸润(1分)。

总分在7至11为3级,属恶性脑膜瘤;大于11分为4级,属肉瘤。

2.转移

恶性脑膜瘤可发生颅外转移,主要包括肺、骨骼肌肉系统以及肝和淋巴系统。肿瘤侵犯静脉窦、颅骨、头皮,可能是造成转移的原因。另外,恶性脑膜瘤也可经脑脊液播散种植。

（三）临床表现

①平均发病年龄明显低于良性脑膜瘤。

②病程较短,进展快。

③头痛等颅内压增高症状明显。

④癫痫。

⑤局部神经功能障碍如偏瘫等。

⑥好发于大脑凸面和上矢状窦旁。

（四）影像学检查

CT和MRI:除脑膜瘤的一般特点外,恶性脑膜瘤多呈分叶状,可伴有明显的瘤周水肿,而无肿瘤钙化。

（五）手术切除

①目的是延长生存时间。

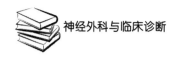

②复发恶性脑膜瘤,根据病人状况可考虑再次手术切除。

③广泛切除受累硬脑膜,并对周围的脑组织使用激光照射,可在一定程度上延缓肿瘤复发时间。

(六)放射治疗

通常作为手术后的辅助治疗。包括外放射治疗和同位素肿瘤内放射治疗,在一定程度上可延缓恶性脑膜瘤的复发。

(七)预后

恶性脑膜瘤是治疗效果较差的脑膜瘤,其主要问题是术后易复发,国外有研究表明,恶性脑膜瘤经手术部分切除的病人平均生存期为 46 个月,复发时间为 5 个月,而手术全切除者分别达到 130 个月和 35 个月。所以应尽量全切除肿瘤。对于恶性脑膜瘤采用以手术为主的综合治疗是提高治愈率的最佳方案。

(八)预防

手术尽量全部切除肿瘤,术后辅助放疗有助于防治恶性脑膜瘤。

第三节　垂体腺瘤

垂体腺瘤,简称垂体瘤,是属于内分泌系统的一种肿瘤,主要起源于垂体腺的前叶(腺垂体),而起源于神经垂体的病人罕见。垂体瘤约占颅内肿瘤的 10%,30～40 岁多见,男女均等,其发病率仅次于胶质瘤和脑膜瘤居颅内肿瘤的第三位。垂体腺瘤此类肿瘤有多种分类方法,通常将垂体瘤分为两类:功能性(或分泌性)和非功能性(内分泌不活跃,不分泌或分泌产物如促性腺激素不引起内分泌学症状)。垂体微腺瘤是指肿瘤直径 <1cm 的垂体瘤。肿瘤直径 >1cm 的称为大腺瘤。其他分类方法还包括:根据内分泌功能(通过免疫染色)、常规病理染色的光学显微镜下表现及电子显微镜表现分类等。

体积小时一般呈灰白色或灰红色,实质性,与周围的正常组织分界明显;肿瘤长大后,往往将正常垂体组织挤向一旁,使之萎缩。

随着垂体瘤检测水平的不断提高,垂体瘤的发病有逐年增加的趋势。目前中国缺乏垂体瘤流行病学的调查资料。根据美国流行病学调查,垂体腺瘤发病率是 7.5～15/10 万。在正常死亡病人尸检过程当中,垂体腺瘤发病率各家报道不一,从 9% 到

65%不等。国外有一组研究表明,随机抽样选择100个正常人做鞍区的核磁共振检查,垂体瘤的检出率为16%,说明垂体瘤的检出率是非常高的,只是多数患者没有表现出临床症状而已。

垂体瘤通常发生于青壮年时期,常常会影响患者的生长发育、生育功能、学习和工作能力。垂体瘤的临床表现千差万别,患者首诊的科室也会相对分散,最常见的就诊科室为内分泌科、神经外科、妇科、眼科、皮肤科、骨科、男科以及皮肤科等等。在某些基层和专科医院,由于缺乏垂体瘤综合治疗的中心,患者往往辗转多个科室,长期得不到正确的诊断和治疗,从而贻误了病情,给患者造成了不必要的精神和物质的压力。

一、病理学分类

(一)根据垂体瘤的光学显微镜表现

按发生率递减排列:

1.厌色性

最常见。最初认为是"非功能性的",实际上可产生泌乳素、GH 或 TSH。

2.嗜酸性

分泌 PRL、TSH 或 GH(儿童巨人症或成人肢端肥大)。

3.嗜碱性

分泌 LH、FSH、β-促脂素或 ACTH(Cushing's 病)。

4.混合性

这是一种较早的分类方法,这种方法作用有限。使用新方法(电镜、免疫组化、放射-免疫分析等)后,发现许多原先认为的无功能性肿瘤具备分泌激素潜能。

(二)根据垂体瘤的分泌产物的分类法

1.功能性垂体腺瘤

具有活跃的分泌功能,根据分泌产物可分为:

(1)GH 型垂体腺瘤。

(2)PRL 型垂体腺瘤。

(3)ACTH 型垂体腺瘤。

(4)TSH 型垂体腺瘤。

约有70%的垂体瘤分泌1或2种激素,在血浆中可测出,并且产生特定的临床综合征。

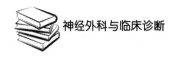

2. 非功能性垂体腺瘤

内分泌功能不活跃,或分泌产物不产生明显的内分泌学症状。

(1)空细胞腺瘤。

(2)大嗜酸粒细胞瘤。

(3)促性腺激素腺瘤。

(4)静止的促皮质激素腺瘤。

(5)糖蛋白分泌性腺瘤。

其中,前两种类型占内分泌功能不活跃的肿瘤的大多数。

(三)临床表现

垂体瘤的临床表现较为复杂,根据产生原因一般可分为两大类:

1. 垂体瘤的占位效应

通常见于非功能性肿瘤。功能性肿瘤中,泌乳素瘤是最有可能长大到足以引起占位效应(ACTH 腺瘤的可能性最小)。

(1)头痛:多数无分泌功能的腺瘤可有头痛的主诉,早期系肿瘤向上发展牵拉鞍隔所致,当肿瘤穿破鞍隔后症状减轻或消失。而 GH 型腺瘤则头痛症状明显而持久、部位不固定。

(2)视交叉:当肿瘤将鞍隔顶起,或穿破鞍隔向鞍上生长时,可压迫视交叉而产生视力及视野改变,典型的表现为双颞侧偏盲(不一致),还可导致视力下降。

(3)体腺:可导致不同程度的垂体功能低下。

①甲状腺功能低下:怕冷、黏液性水肿、毛发粗。

②肾上腺功能低下:体位性低血压,易疲倦。

③性腺功能低下:停经(女性),无性欲、不孕。

④尿崩症:非常少见(寻找其他病因,包括下丘脑垂体瘤,鞍上生殖细胞瘤)。

⑤高泌乳素血症:PRL 受下丘脑抑制,垂体柄受压可使部分抑制作用消失。

(4)海绵窦:

①颅神经受压(Ⅲ、Ⅳ、V1、V2、Ⅵ):眼睑下垂,面部疼痛、复视等。

②海绵窦堵塞:突眼、结膜水肿等。

③颈内动脉被肿瘤包裹:可致轻度狭窄,但完全堵塞罕见。

2. 垂体瘤的内分泌学表现

多数功能性垂体瘤分泌下列激素之一:

(1)泌乳素(PRL):最常见的内分泌腺瘤,导致女性病人停经 – 泌乳综合征(Forbes – Albright 综合征）男性病人阳痿及无生育功能,以及骨质丢失。

（2）促肾上腺皮质激素（ACTH）:又称促皮质激素,即 Cushing's 病,ACTH 升高可导致:

①内源性高皮质激素血症（Cushing's 病,见后）。

②Nelson's 综合征:Cushing's 病行肾上腺切除的病人中有 10% ~30% 出现色素沉积过多［通过促黑色素激素（MSH）与 ACTH 之间交叉反应］。

（3）生长激素（GH）:导致成人肢端肥大,表现为手、足增大,脚后跟增厚、前额隆起、巨舌、高血压、软组织肿胀、周围神经卡压综合征、使人衰弱的头痛、出汗过多（尤其是手掌）及关节痛:25% 的肢端肥大病人出现甲状腺肿,但化验检查正常。儿童（在骨骺闭合前）GH 水平的升高可导致巨人症而不是肢端肥大。

极少垂体腺瘤可分泌:

（4）促甲状腺素（TSH）:导致甲状腺毒症。

（5）促性腺激素（LH/FSH）:通常不引起临床症状。

3. Cushing's 综合征

由高皮质激素血症引起的一系列改变。最常见的原因为医源性（使用外源性激素）。内源性高皮质激素血症的可能原因下表。为确定 Cushing's 综合征的病因,可行地塞米松抑制实验。非医源性 Cushing's 综合征在肢端肥大的病人中常见,发生率约为 25%。

内源性高皮质激素血症的原因

病变部位	分泌产物	%	ACTH 水平
垂体瘤（CS,见 421 页）	ACTH	60% ~80%	轻度升高[*]
异位 ACTH 分泌（肺、胰腺肿瘤等）	ACTH[+]	1% ~10%	非常高
肾上腺（瘤或癌）	皮质醇	10% ~20%	低
下丘脑或异位 CRH 分泌导致垂体促皮质激素↑	CRH	少见	升高

注:ACTH 可正常或轻度升高;高皮质醇血症而 ACTH 正常视为不成比例的升高, + 恶病质常伴恶性肿瘤分泌的异位 ACTH。

Cushing's 综合征临床表现:

（1）体重增加:

约出现于 50% 的病人。

50% 为向心性脂肪沉积:躯干、胸段脊突上部（"水牛"背）、锁骨上脂肪垫、颈部、"垂肉瘤"（上胸骨脂肪）、过分圆的脸（满月脸）及瘦长的四肢。

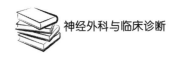
（2）高血压。

（3）淤癍和紫色细沟,尤其在侧腹部、胸部及下腹部。

（4）高血糖:糖尿病或糖耐受不良。

（5）女性停经,男性阳痿,性欲降低。

（6）碱中毒性低钾血症。

（7）皮肤、黏膜色素沉着过度:仅见于 ACTH 升高的病人(由 MSH 与 ACTH 的交叉反应引起),如 Cushing's 病或异位 ACTH 分泌。

（8）皮肤萎缩、薄纸样改变,易青紫,伤口愈合差。

（9）心理:情绪低落、不稳定和精神障碍。

（10）骨质疏松。

（11）非特异性肌肉萎缩,抱怨易疲倦。

（12）其他肾上腺激素升高:雄激素可致多毛症和粉刺。

Cushing's 病:

由 ACTH 分泌性垂体瘤引起。半数以上出现症状时直径 <5mm,在 CT 或 MRI 片上很难发现。多为嗜碱性染色,有些(尤其是大型肿瘤)为厌色性。只有约 10% 的肿瘤达到足于引起占位效应,可使蝶鞍扩大、视野缺损、颅神经受累、垂体功能减退。

细胞含有促鸦片成黑皮质激素(POMC),该激素包含了 ACTH、α － MSH、β － 促脂素、β － 内啡肽及蛋氨酸 － 脑啡肽等的氨基酸序列,是他们的前体分子。

（四）辅助检查

1. 一般实验室检查

包括血生化检查,注意伴发糖尿病等内分泌疾病。

2. 内分泌学检查

所有垂体瘤病人均应行内分泌检查,可提示肿瘤类型、需补充那种激素、作为治疗前后对比的基础值。通常采用放射免疫法测定激素水平,包括 PRL、GH、ACTH、TSH、FSH、LH、MSH、T3、T4 及 TSH。由于垂体激素的分泌呈脉冲性释放,有昼夜节律的改变,因此单项基础值不可靠,应多次、多时间点抽血检查。对疑为 ACTH 腺瘤病人,常需检测血浆皮质醇、24 小时尿游离皮质醇(UFC)以及行地塞米松抑制试验和 ACTH 刺激试验。

（1）肾上腺轴:

①筛选:

晨 8 时皮质醇:正常参考值:6 ～ 18μg/100ml。

24h 尿游离皮质醇:更精确(特异性和敏感性几乎达 100%,除应激和慢性酒精中毒外,假阴性结果很少)。如果几次结果均正常,至少应再查 2 次。

对仍有疑问的病人,行低剂量 DMZ 过夜抑制实验。

②进一步检查:

促肾上腺皮质激素兴奋实验:检查皮质醇的储备。画一皮质醇水平基线图(不必禁食,可在任何时候检查),肌注或静脉注射 α\1－24\－促肾上腺皮质激素(Cortrosyn)250μg(ACTH 有效类似物),在 30 分钟及 60 分钟时测皮质醇水平。正常反应:皮质醇峰值水平 >18μg/dl,且增加值 >7μg/dl;或峰值 >20μg/dl,无论升高与否。

低于正常反应水平提示肾上腺功能不足。在原发性肾上腺功能不足的病人中垂体 ACTH 的分泌升高;在继发性病人中 ACTH 长期减少导致肾上腺萎缩,对急性、外源性 ACTH 的刺激无反应。

反应正常可排除原发及明显继发性肾上腺功能不足,但 ACTH 轻度减少而肾上腺无萎缩的病人该实验可正常。对于这些病人可考虑用美替啦酮或胰岛素诱发低血糖。

胰岛素耐量实验:在 CS 病人中几乎都不正常。正规胰岛素 0.1U/kg 静脉推注,然后在 0、10、20、30、45、60、90 和 120 分钟分别抽血测血糖、皮质醇及 GH(实验期间取手指血监测血糖,如果出现症状静脉给予葡萄糖)如果 30 分钟时血糖仍在 50 以上,再给予 5U 胰岛素 IVP。

(2) 甲状腺轴:

①筛选:T4 水平(总体或游离),促甲状腺素(TSH)。

②进一步检查:促甲状腺素释放激素(TRH)兴奋实验(如 T4 水平低或位于临界水平应考虑行此检查):检查 TSH 的基础水平,静脉注射 TRH500μg,分别于 30、60 分钟测定 TSH。正常反应:峰值出现在 30 分钟时,且为基础水平的 2 倍。反应受损且 T4 水平低的病人提示垂体功能不足。反应过度提示原发性甲状腺功能低下。

(3) 性腺轴:

①筛选:血浆促性腺激素(FSH 和 LH)和性激素(女性测雌二醇,男性测睾酮)。

②进一步检查:没有任何一种化验检查可区分病变是垂体性的还是下丘脑性的。

(4) 泌乳素水平:

①所有的垂体瘤病人均应测量,意义见下表。术后的症状改善与术前的泌乳素(PRL)水平相关;如果 PRL 小于 200ng/ml,约 80% 为微腺瘤,且 76% 术后 PRL 可正常;如果 PRL 大于 200ng/ml,只有约 20% 是微腺瘤。

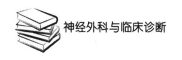

泌乳素水平的意义

PRL(ng/ml)	解释	可能原因
<25	正常	
25 – 150	中度升高	①泌乳素瘤;②"垂体柄作用";③一些药物(如酚赛嗪,BCP);④原发性甲状腺功能低下
>150+	显著升高	泌乳素瘤

垂体柄作用:PRL 是唯一的抑制性调节的垂体激素,手术或任何肿瘤压迫的造成下丘脑或垂体柄损伤,可导致泌乳素抑制因子(PRIF)降低,从而引起 PRL 一定程度地升高。作为首要原则,由泌乳素瘤导致 PRL 升高的百分比等于 PRL 水平的一半。由于垂体柄损伤,肿瘤即使全切除术后 PRL 仍可升高(通常 ≤90ng/ml,如果 PRL >150ng/ml 就可能不是垂体柄作用)。随访这些病人,不用溴隐停。

Hook 效应:PRL 过高可能可导致假阴性结果,因为过量的 PRL 分子可以阻止 PRL – 抗体复合物的形成。因此,PRL 正常的大型肿瘤,应将血浆进行不同程度的稀释以避免假阴性。

(5)生长激素:

①单次随机的 GH 测定可能不可靠。

②生长调节素 – C(IGF – I)水平。

(6)神经垂体(垂体后叶):在垂体瘤病人中很少出现功能缺损。

①筛选:限水通过尿的浓缩检查 ADH 是否充足(限水实验)。

②进一步化验检查:测定血浆 ADH 对输入高张盐水的反应。

Cushing's 综合征:

1. 皮质醇增高的检测方法

不任是什么原因,只要 24h 游离可的松筛选实验结果处于临界状态行以下实验

(1)小剂量的地塞米松(DMZ)抑制实验:

①过夜小剂量地塞米松抑制实验:DMZ1mg 晚 11 点口服,第二天早 8 点抽血。

可的松 <5μg/dl:库欣综合征可排除(只有极少数 CS 病人对小剂量 DMZ 产生抑制反应,可能是因为 DMZ 清除降低 215)。

可的松为 5 ~ 10μg/dl:不能确定,需再次检查。

可的松 >10μg/dl:可能患 CS。异位 CRH 分泌可导致血浆促皮质激素升高出现所谓的"假库兴氏状态",临床上与垂体 ACTH 腺瘤无法鉴别,在此情况下可出现假阳性(需进一步化验检查 215)。见于:15% 的肥胖病人、25% 的住院及慢性病病人、高雌激素状态、尿毒症、精神抑郁。假阳性也可见于酒精中毒及服用苯巴比妥和苯妥英钠

的病人,因为苯巴比妥和苯妥英钠可诱导肝微粒体降解,导致 DMZ 代谢增高。

②2 日小剂量实验(当 1 日实验结果位于临界水平时):DMZ0.5mg 口服,每 6 小时 1 次,从早 6 点开始,连续两天,留第二日 24h 尿化验。正常人的 17 - 羟皮质醇(OHCS)受抑制,低于 4 mg/24 小时,而 95% 的 CS 病人反应异常(尿中含量很高);

(2)其他实验包括标准小剂量 DMZ 抑制实验:包括收集 4 天尿液(使用较少)。

2. 鉴别原发性 Cushing's 病(垂体性 ACTH 高分泌)、异位 ACTH 分泌及肾上腺瘤的实验

(1)测定血浆 ACTH 水平:肾上腺瘤病人低。

(2)腹部 CT:肾上腺瘤、ACTH 依赖性正常或非正常肾上腺增大的病人通常显示单侧肾上腺肿块大。

(3)小剂量地塞米松(DMZ)抑制实验:(NB:CD 病人不出现大剂量 DMZ 抑制反应者可高达 20%,苯妥英钠也可能影响大剂量 DMZ 抑制实验)。

(4)隔夜实验:测定早 8 点血浆可的松基础水平,然后晚 11 点口服 DMZ8mg,次日早 8 点测定血浆可的松水平。95% 的 CD 病人的血浆可的松水平降至基础值的 50% 以下,而异位 ACTH 或肾上腺肿瘤通常不变。

(5)美替啦酮实验(Metopirone):基于住院病人的实验。美替啦酮750mg(抑制可的松的合成)口服,每 4 小时一次,连续 6 次,大多数 CD 病人的尿 17 - 羟皮质醇将超过基础水平的 1.7 倍;或血浆 11 - 脱氧可的松水平升至基础水平的 400 倍。

(6)促皮质激素释放激素(CRH)兴奋实验:CRH0.1μg/kg 静脉注射,CD 病人血浆 ACTH 及可的松水平升高明显,异位 ACTH 及肾上腺瘤病人无反应。

(7)岩下窦采样:可确定垂体微腺瘤位于那侧(这样就可避免双侧肾上腺切除,否则,需要糖及盐皮质激素终身替代治疗,且 10% ~30% 的病人可出现尼尔森综合征)。15% 的病人出现肿瘤定侧错误。用于诊断原发库兴氏病时,该方法与用外围设备检出比率为 1.4:1。大多数情况下是一研究工具。

肢端肥大:

1. 生长激素(GH)

正常基础值空腹水平低于 5ng/ml。肢端肥大病人通常大于 10ng/ml。正常基础水平无法鉴别正常病人与 GH 不足的病人。此外,正常病人个别高峰可达 50ng/ml,因此这一方法不常用。

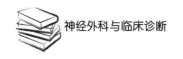
2. 生长调节素 – C(IGF – I)水平

正常空腹水平为 0.67U/ml(0.31 ~ 1.4U/ml)肢端肥大病人为 6.8U/ml(2.6 ~ 21.7U/ml)。

3. 其他不常用的实验

(1)糖抑制实验(比 IGF – I 测定更便宜,但精确性降低,检测对治疗的敏感性较 IGF – I 有用):正常情况下口服 75gm 葡萄糖 GH 可降低至 2ng/ml 以下(或降低一半)。肢端肥大病人无此抑制,个别有反常升高。肝脏病、糖尿病及肾衰也可无 GH 抑制。

(2)生长激素释放激素(GHRH)兴奋实验。

(3)PRL:一些分泌 GH 的肿瘤同时分泌 PRL。

4. 视力及视野的检查

使用切线屏、Goldman 或 Humphrey 视野检查法进行正规的视野检查(Humphrey's 视野检查法需病人良好的合作,否则无效)。

双颞侧偏盲:当垂体瘤压迫视交叉时,典型的视野改变为双颞侧偏盲。如果病人的视交叉为后置型,则可压迫 Willebrand's 前膝部导致早期出现外上 1/4 象限视野缺损。

5. 影像学检查

垂体腺正常前后径:育龄女性≤11mm(约 13 ~ 35 岁,青春期女孩垂体腺由于青春期激素的刺激作用导致生理性增大,平均高度 8.4 ± 1.4mm),其他≤9mm。在引起库欣综合征的垂体瘤病人中,约有 50% 的肿瘤很小以至于从 CT 或 MRI 片上无法分辨出,需要内分泌化验证实垂体瘤的存在。

(1)头颅 X 线平片或蝶鞍断层检查:要求有正侧位,了解蝶鞍大小、鞍背、鞍底等骨质破坏的情况,对考虑经蝶入路的病人有帮助。

(2)CT 检查:通常被 MRI 取代。在不宜行 MRI 检查(如心脏起搏器)时可采用。应行轴位及冠状位检查,薄层扫描更有意义。脑 CT 了解额窦及蝶窦发育状态,蝶窦纵隔的位置及蝶鞍区骨质破坏的情况,肿瘤与蝶窦的关系等。为显示窦旁颈内动脉和除外脑动脉瘤时应行脑血管造影。垂体内钙化通常提示肿瘤内出血或梗死。

增强扫描(静脉内注射强化)可见:

①正常垂体明显强化(无血脑屏障)。

②大型腺瘤强化较正常垂体明显。

③微腺瘤强化少(可能更慢)。诊断标准:

必须有低密度改变。

2 个或 2 个以上的下列因素。

蝶鞍局部骨质破坏。

腺垂体表面局部膨隆。

垂体柄移位(不可靠,正常情况下也可向对侧偏移)。

(3) MRI 检查:垂体瘤影像学首选检查方法。通常情况下神经垂体在 T1 像表现为高信号(可能是因为磷脂体)。缺乏此征象常伴有尿崩症。通过 MRI 可了解肿瘤与脑池、海绵窦、颈内动脉、第三脑室的关系,如肿瘤侵犯海绵窦情况,显示颈内动脉及/或颈内动脉受累情况等。对微腺瘤的诊断更有意义。75% 的病人 T1 像表现为低信号,T2 像表现为高信号(25% 的表现不典型,可与上述情况相反)。强化时间依赖性很强,MRI 必须在注药后 5 分钟成像才能显示微腺瘤。最初,正常垂体而不是肿瘤增强(无血 - 脑屏障),约 30 分钟后肿瘤同样增强。垂体柄的移位也提示垂体微腺瘤,正常垂体柄的厚度相当于基底动脉的直径。垂体柄增厚通常不是肿瘤,鉴别诊断如:淋巴瘤、淋巴细胞性垂体炎、粒细胞病、下丘脑胶质瘤。库兴氏综合病病人有 25% ~ 45% 的肿瘤在 MRI 上不能显示。

(4) DSA 检查:主要用于除外鞍内动脉瘤。还可用于经蝶入路肿瘤切除病人的颈内动脉鞍旁段定位。

(5) 视觉诱发电位(VEP)检查:协助判断视路的损害情况。

二、鉴别诊断

1. 颅咽管瘤

小儿多见,首发症状常为发育矮小、多饮多尿等内分泌异常表现,CT 扫描肿瘤呈囊性,伴周边钙化,或较大的钙化斑为其特征,MRI 可见垂体信号,蝶鞍扩大不明显,通常多向鞍上生长。

2. 脑膜瘤

多见成年人,内分泌学检查正常,CT 及 MRI 检查为均匀信号强度的病变,明显强化,可见脑膜尾征,囊性变少见,可见垂体信号。

3. 床突旁动脉瘤

无明显内分泌障碍。CT 及 MRI 可见正常垂体信号,鞍旁可有或无钙化,混杂信号强度。明确诊断需 DSA 检查。

4. 视神经胶质瘤

多见少儿,主要表现为视力下降明显,无内分泌异常表现,可合并神经纤维病变的表现。

5. 脊索瘤

好发于颅底中线部位的肿瘤,常有多数颅神经损害的表现,CT 及 MRI 示肿瘤主要位于斜坡可侵及蝶窦,但较少向鞍上生长,可见骨质破坏及垂体信号。

6. 表皮样囊肿

易于鉴别,通常在 CT 及 MRI 分别表现为低密度及低信号强度病变,边界锐利,沿脑沟及脑池生长。

7. 异位生殖细胞瘤

多见少儿,首发症状为多饮多尿,垂体激素水平正常或低下。

8. 空泡蝶鞍综合征

有时在临床表现上与垂体腺瘤无法鉴别。但 CT 及 MRI 可见同脑脊液样信号强度相同病变局限于鞍内,无鞍上发展。

9. 拉克氏囊肿

系颅咽管的残留组织,多表现为囊性病变,内分泌异常表现少见。

10. 垂体脓肿

甚为少见。其特征为:CT 或 MRI 可见明显的环状强化影像。可有或无手术史、全身感染史。

三、治疗

(一)外科手术治疗

1. 外科手术适应证

(1) 确诊泌乳素瘤:

①泌乳素水平(PRL) <500ng/ml:外科治疗可能纠正 PRL。

②PRL >500ng/ml 且药物治疗不能控制肿瘤生长(由于术前 PRL >500ng/ml 的肿瘤,术后 PRL 正常的机会很少,因此应首先试用单纯的药物治疗),治疗效果应在术后 4~6 周内出现。外科手术后继续药物治疗可纠正 PRL 水平。

(2) 原发性库兴氏病:药物治疗的长期效果不理想。

(3) 肢端肥大:多数病人建议将外科手术作为首选治疗。

(4) 大腺瘤:

①泌乳素瘤:如无急性发展,溴隐停治疗后瘤体可显著缩小。

②非 PRL 肿瘤由于体积大导致的占位效应所引起的症状。

③将视交叉向上抬高的非 PRL 大腺瘤,即使没有内分泌异常或视野缺损,但视觉结构可能会受到损伤。

(5)急性和迅速的视力或其他神经功能恶化。可能意味着视交叉缺血、出血或肿瘤梗死(垂体卒中)。主要危险是失明(垂体功能低下可采取替代治疗)。失明通常需要急诊手术减压。通常采用开颅手术,但经蝶手术减压也可获得满意效果。

(6)对有疑问的病例,手术获得组织组织用于病理诊断。

2. 外科手术入路

(1)经颅入路:大多数垂体腺瘤均采用经蝶手术,即使肿瘤明显向侧方生长,然而下列情况应考虑开颅手术:

①蝶鞍轻微扩大,肿瘤主要位于鞍上,尤其是肿瘤被鞍膈束紧(束腰征),且鞍上部分压迫视交叉。

②向中颅窝生长,且大于鞍内部分的肿瘤。

③经蝶手术可导致其他疾病:如鞍旁动脉瘤。

④合并其他前颅窝底或鞍区肿瘤而可能一次经颅手术切除时。

(2)常用手术入路包括:

①经额底入路:适于肿瘤大部位于鞍上,未侵及第三脑室前部;视交叉前置者困难。

②经纵裂入路:适于肿瘤大部位于三脑室前部,充满鞍上池,未侵入三脑室。

③经胼胝体入路:适于肿瘤侵入三脑室及/或侧脑室,脑积水明显。视交叉下方和鞍内显露不好。

④经侧脑室入路:适于肿瘤侵入侧脑室,室间孔明显梗阻。对鞍内显露不好。

⑤经翼点入路:适于肿瘤向鞍旁、中颅窝底生长,并向鞍后发展者。对鞍内显露不好。

⑥颅眶颧入路:适用于肿瘤向上、外、前方广泛侵袭时。对脑组织牵拉小。

经蝶入路:常为首选入路,创伤小(蛛网膜外入路,无疤痕,无须牵拉脑组织),手术时间短。适于肿瘤主要位于鞍内,向下(蝶窦)发展,或向鞍上生长伴鞍隔孔明显扩大(肿瘤无明显"卡腰征"),未向蝶鞍两侧发展者。尤其是微腺瘤。常用入路包括:

①经口-鼻-蝶入路。

②经鼻-蝶"单鼻孔"入路,目前应用较多。

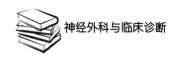

③内窥镜手术,目前应用较多,需要相应的内窥镜设备,创伤更小。

(3)经筛窦入路:较少采用。

3. 术后并发症(经蝶入路)

(1)激素失衡(包括垂体功能低下):

①抗利尿激素(ADH)改变:短暂异常常见,包括尿崩症(DI),但 DI > 3 个月者不常见;术后 DI 通常表现为下列三种方式之一:

短暂 DI:大约持续到术后 12 ~ 36 小时。

"长期"型 DI:持续数月,也可以是永久性的。

三相反应(最少见):DI - 正常或抗利尿激素异常分泌(SIADH)样表现 - DI。

②可的松缺乏→肾上腺皮质功能减退→严重时出现阿迪森氏危象。

③TSH 缺乏→甲状腺功能低下→严重时出现黏液性水肿(少见)。

④性激素缺乏→低促性腺激素性性腺功能减退。

(2)继发性空蝶鞍综合征(视交叉被牵扯入空蝶鞍→视觉受损)。

(3)脑积水伴昏迷:鞍上生长的肿瘤可行手术切除(经蝶或经颅),如果出现脑积水则行脑室造瘘术(即使没有症状)。可能原因:

①对第三脑室的牵拉。

②对垂体和/或垂体柄牵拉引起加压素释放。

③肿瘤切除后水肿。

(4)感染:

①垂体脓肿。

②脑膜炎。

(5)CSF 鼻漏:

(6)颈内动脉破裂:罕见。倾向外科手术后迟发,常发生于大约外科术后 10 日(因颈内动脉周围纤联蛋白降解,或术中损伤导致的假性动脉瘤破裂)。

(7)进入海绵窦损害海绵窦内结构。

(8)鼻中隔穿孔。

4. 术后处理

(1)经蝶入路术后,由于鼻咽部渗血渗液,为防止误吸,故仍需保留气管内插管 2 ~ 3 小时,待病人完全清醒后,方可拔除气管内插管。

(2)术后当日应严密观察并控制病人的尿量。

尿崩症(DI):

①若尿量超过 250ml/小时,持续 1~2 小时,尿比重低于 1.005,可诊断尿崩症。

②应注意补充丢失的液体,如果丢失的速度太快,静脉或口服补充难以跟上时(如 >300ml/小时,持续 4 小时,或 >500ml/小时),尿比重如果 <1.005,应给予血管加压素:肌注垂体后叶素 5~10 单位,抗利尿作用可达 4~6 小时,也可口服去氨加压素。

③注意:血管加压素药物应从最小剂量开始,防止有些病人因对药物敏感而导致尿闭。如果术中输入了大量液体,术后病人也可出现多尿,所以根据尿量增多即决定用药,还应结合尿的颜色,尿比重等。

④有条件应同时监测中心静脉压,结合尿量来指导补液量。

(3)药物治疗:

①抗生素:预防感染。

②激素:术后需要补充类固醇激素,直至有足够的内源性激素产生,尤其是 Cushing's 病。地塞米松与氢化可的松相比,其水钠潴留作用较明显,建议使用氢化可的松,可采用下列方法之一:

氢化可的松 50mg,肌注或静脉给药,每 6 小时一次;术后第二天改为甲泼尼龙片 4mg 或泼尼松 5mg,每 6 小时一次;一天后改为 5mg,每日两次,术后第六天停药。

氢化可的松 50mg,肌注或静脉或口服,每日两次;然后每日减量 10mg 至停药。

③抗癫痫药物:如卡马西平、苯妥英钠、丙戊酸钠等,至少服药 3~6 个月,如无发作方可考虑药物减量并逐渐停药;若有发作,应继续服用 1~2 年,然后逐渐减量和停药。服用时间越长,减量过程应越长。服用期间应注意监测血药浓度和药物副作用(皮疹、肝功能和血常规)。

(4)监测电解质变化,每天至少 2 次。发现异常,及时予以纠正。

(5)术后出现异常的视力和视野变化,建议立即行脑 CT 检查除外血肿;

(6)鼻腔填塞物:一般术后 3~6 日取出。

(7)无论经额还是经蝶术后均应注意有无脑脊液鼻漏。

(8)复查内分泌激素水平,根据检查结果,继续激素的补充或替代治疗。

(9)出院时建议病人术后 3~4 月后门诊复查脑 CT 或 MRI,以及内分泌水平。

(10)长期随访。

(二)放射治疗

(1)包括立体定向放射治疗和普通外放射治疗。

(2)总剂量通常为 40~50Gy,在 4~6 周内完成。

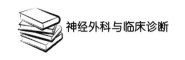
（3）副作用：剩余正常垂体的放射性损伤可导致 40% ~50% 的病人 10 年后出现肾上腺皮质功能减退、性腺功能减退、甲状腺功能减退；也可损伤视神经、视交叉（可能导致失明），导致嗜睡、记忆障碍、颅神经麻痹、肿瘤坏死、出血及卒中。质子束治疗的治愈率及并发症更高。所以，手术切除后不建议常规行放射治疗。每年行 MRI 检查对病人随访。复发者可考虑再次手术治疗。

以下情况考虑放射治疗：

①作为外科手术的替代治疗方法：当病人一般状况差或合并有其他系统疾病，不能承受全麻手术时，或病人拒绝手术时。

②作为外科手术的辅助治疗方法。

复发肿瘤无法再次手术切除且继续长大的病人可考虑放射治疗。

若肿瘤巨大，或侵袭性垂体瘤，外科手术切除难度较大时，可考虑于术前进行放射治疗，待肿瘤缩小后在进行外科手术治疗。

应用放射治疗时，应注意放射治疗的剂量和放射治疗的副作用。对于未婚未育者，应向家属及本人讲明，放射治疗后可能影响生育。

（三）药物治疗

有效药物包括：

①多巴胺抑制剂：嗅隐停（治疗泌乳素瘤）；

②长效拟生长抑素类药物：善宁（治疗肢端肥大）；

③5 - 羟色胺拮抗剂：赛庚啶（治疗 Cushing's 病）；

④可的松抑制剂：美替拉酮、酮康唑、米托坦；

⑤抑制水肿的药物：如糖皮质激素，甲泼尼龙或地塞米松。

泌乳素瘤：当 PRL >500 时，外科手术使 PRL 降至正常水平的机会很小，建议采用药物治疗。常用药物为溴隐停［Bromocriptine（Parlodel）］。关于此药应注意：

（1）它是一种半合成麦角生物碱，与正常或肿瘤催乳激素受体结合，抑制 PRL 的合成和释放及其他过程调节细胞生长。不论泌乳素是来源于腺瘤还是正常垂体（如因垂体柄作用），溴隐停均能降低其水平。

（2）约 75% 的大型腺瘤病人在服药 6~8 周内可使肿瘤缩小，但是只有在坚持服药的情况下对分泌泌乳素的肿瘤才起作用。服用溴隐停的病人中只有约 1% 的催乳素瘤病人肿瘤继续增大。

（3）溴隐停可使生育能力恢复，怀孕期间坚持服药先天畸形的发生率为 3.3%，自然流产率为 11%，与正常情况下一致。停药可使催乳素瘤迅速长大，怀孕也可使肿

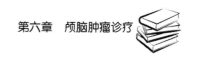

瘤长大。

（4）溴隐停长期治疗可降低以后外科手术的治愈率,微腺瘤的病人服用溴隐停一年后,由于纤维化,可使外科手术治愈率降低 50%。因此如果欲行外科手术治疗,需在服溴隐停治疗的 6 个月之内进行。

（5）副作用:恶心、头痛、疲乏、体位性低血压伴头晕、寒冷导致的血管扩张、精神萎靡、梦魇、鼻腔阻塞、肿瘤卒中等。在治疗的最初数周内副作用最明显。